뇌병변과
발달장애 아동을 위한
운동치료

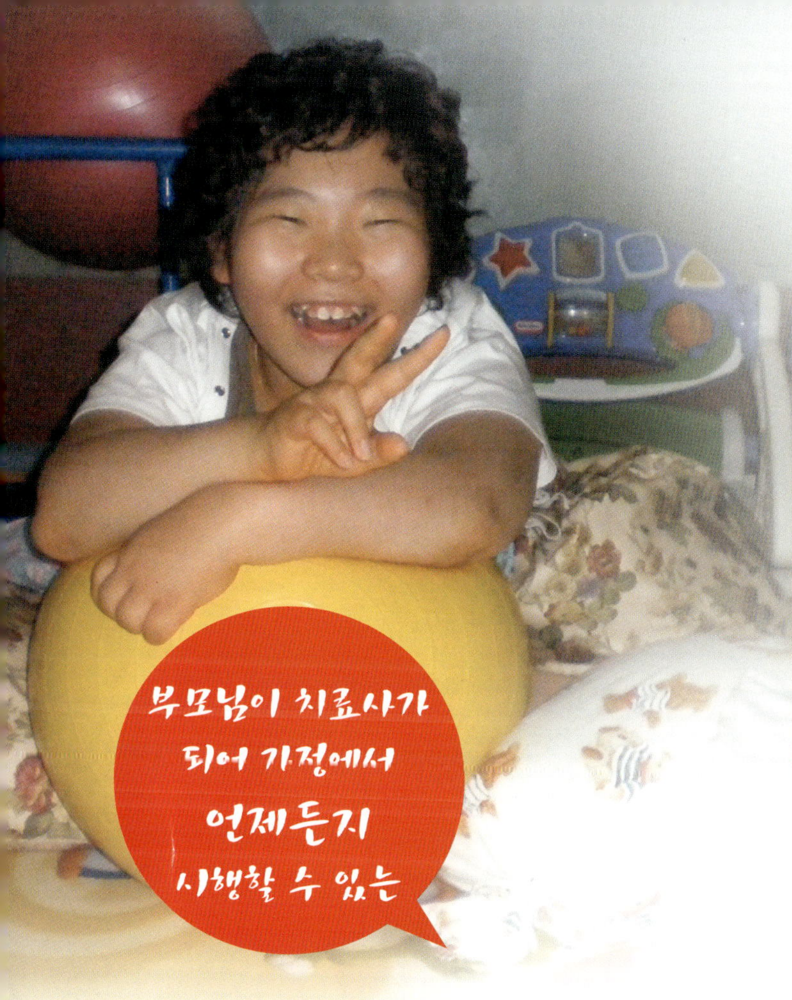

부모님이 치료사가
되어 가정에서
언제든지
시행할 수 있는

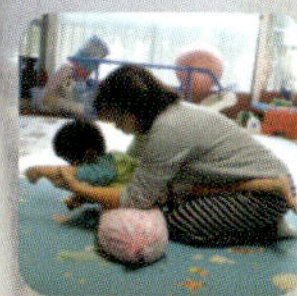
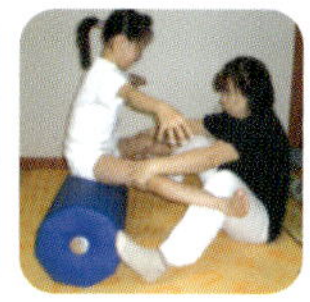
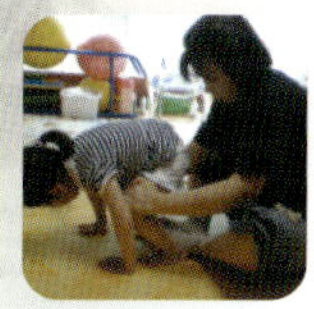
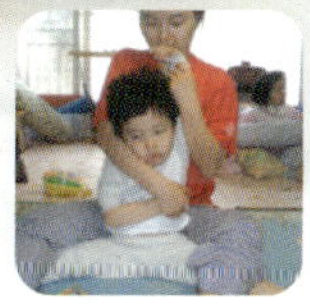
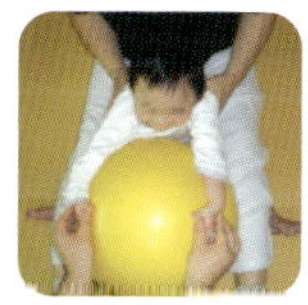

뇌병변과 발달장애 아동을 위한 운동치료

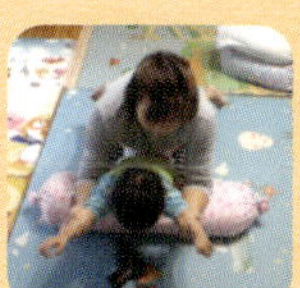
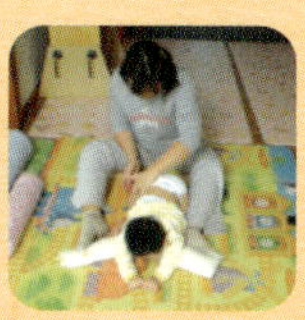
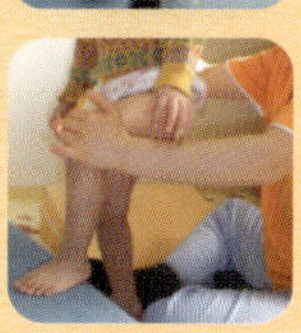

노 종 실 지음

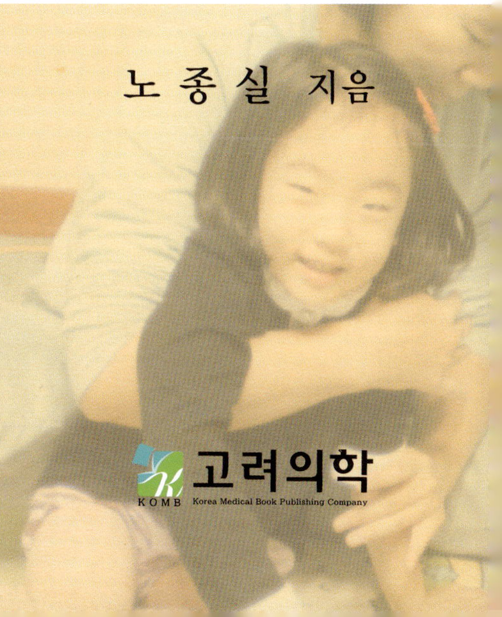

고려의학
KOMB Korea Medical Book Publishing Company

인 사 말

요즈음 장애 아동들을 위한 전문 자료가 너무 많아 부모님의 지식과 정보가 아동들에게 큰 도움이 되고 있는 것 같습니다. 여기의 자료는 기존에 장애 아동들을 위한 운동방법의 내용 이외에 제가 20여 년간 장애 아동의 운동 지도를 하면서 보바스(Bobath)나 보이타(Vojta) 등 어느 한 가지 방법만의 운동 접근이 아니라 아동의 상태에 따라 여러 가지 운동 원리를 복합해서 적용하여 좀 더 효과적인 변화와 반응을 느낄 수 있는 것 같아서 장애 아동의 부모님들에게 알려드리고자 책을 내게 되었습니다.

아동들을 운동시키면서 정말 중요한 것은 눈에 보이는 커다란 효과가 아닌 세분화된 운동 분석에 따른 아동의 작은 변화를 느끼며 인내를 가지고 꾸준히 접근하였을 때 그 동안의 노력이 쌓여서 어느 날 정말 많이 좋아졌구나 하고 느낄 수 있는 것입니다. 분명히 나중에는 가벼운 자세 지도나 놀이 지도와는 또 다른 결과로 나타날 것입니다.

여기에 있는 자료가 부모님들께 많은 도움이 되었으면 합니다. 이 책에 대해 궁금한 사항은 은지아동발달센터(02-956-1723)로 연락해 주시면 도움을 드리겠습니다.

끝으로 장애 아동들을 위한 가정 지도책자가 출판될 수 있도록 지원해주신 고려의학 최병진 사장님께 깊이 감사드리며, 아동의 사진을 촬영하도록 협조해 주신 많은 부모님과 아동에게 그리고 이 자료가 나오도록 지원해 주신 부모님들의 성원에 감사드립니다. 처음 시작부터 마지막까지 모든 자료의 정리와 편집을 도와 준 김분남 선생님께도 감사드립니다.

2008. 04.

은지아동발달센터

노 종 실

머 리 말

이 책은 뇌병변이나 운동발달이 지연되는 아동들을 위해 치료원리, 장애유형별 치료방법, 그리고 정상 운동 발달 단계와 비교하여 비정상적인 자세가 형성되는 시기 및 형태로 구성되어 있습니다.

기존에 비정상 자세가 많이 나타나지 않은 영유아의 운동발달 촉진 자료는 많이 나와 있어서 이 책에는 조금 큰 아동이나 비정상 자세가 많이 나타나는 아동을 위주로 운동하는 방법을 소개하고자 합니다.

뇌병변 아동의 타입별 치료 원리와 단계별 운동방법은 자세 지도나 놀이 위주의 활동보다는 조금 더 기술이 필요하고 어려울 수도 있는데, 생활 속에서 항상 적용해야 할 자세와 움직임이기 때문에 부모님이 치료사가 되어서 가정에서 언제든지 시행할 수 있어야 합니다.

여기의 방법들을 정확히 배워서 운동하기 전에 아동에게 설명을 해주며 최대한 아동이 스스로 느끼게 하면서 지도해야 합니다.

CONTENTS

제1장 치료원리

제1장 치료원리

1. 운동지도 시의 필요사항

장애 아동들은 과잉보호와 많은 경험부족, 그리고 부모님과의 절대적인 관계로 인해 어렸을 때부터 타인과의 접촉이나 새로운 환경 적응에 많은 시간이 소요됩니다. 아동이 처음 운동실에 오고 치료사를 대했을 때 낯설어하고 거부 반응을 보입니다. 또한 본능적인 방어 능력이 부족한 우리 아동들은 정말 작은 공이 굴러 오거나 옆에서 누가 움직이기만 해도 불안해하며 울기조차 합니다.

이런 아동에게 치료사의 태도는 정말 중요합니다. 울기만 하는 아동을 울지 않을 때까지 계속 지켜보고 놀아 주기만 할 것인가? 아니면 아동이 울어도 운동에 대해 설명해 주면서 적응하도록 유도할 것인가?아동들은 스스로 적응하는 기간(운동해 주는 사람이 나에게 해를 끼치는 것이 아니라 나를 도와주는 것이구나, 라고 인식하는 기간)이 필요합니다.

이 기간이 지나면 아동은 스스로 울음을 그치며 자발적으로 운동에 참여하려는 움직임을 보입니다. 이러한 적응 기간은 3~6개월 정도 걸리는데 아동에 따라 차이가 있습니다. 그러나 때에 따라 치료사나 보호자는 아동이 아파서 우는지 아니면 배가 고픈지, 잠이 오는지, 하기 싫은지 등 아동의 상태를 파악하는 것이 중요합니다. 아동이 하기 싫어하거나 적응이 안돼서 우는 경우는 운동에 대한 설명을 해주면서 비정상 자세가 나오지 않도록 정확히 잡아 주며 계속 실시해야 합니다.

아동이 운다고 하여 울지 않을 때까지 운동을 하지 않거나 놀이 위주로만 치료를 한다면 아동은 스스로 내가 우니까 운동을 하지 않거나 놀아주기만 하는구나 하여 그 방법을 계속 이용하여 운동을 피하려 합니다. 이러한 반응은 아주 어린 아동이나 인지가 떨어지는 아동이라도 본능적으로 사용 가능합니다.

이 적응 기간이 지나면 스스로 잘 따르며 운동을 하다가도 가끔 싫증을 느끼거나 힘들어 운동을 거부하는 시기가 있습니다.

우리 정상적인 사람들도 등산이나 다른 운동을 할 때 어렵고 힘든 고비가 있지요. 이 시기를 잘 극복해야지만 성취하려고 하는 목표에 도달할 수 있습니다. 서구에서나 일부 치료방법에 따라서는 장애 아동이나 부모님들이 장애를 가진 것만 해도 힘들고 어려운데, 아동이 싫어하는 것을 시키며 부모님들이 힘들게 운동을 시킬 필요가 있는가 하여 편안하게 놀아 주는 자세나 보조 기구를 이용하며 나라에서 주는 혜택만을 누리며 정상 사람들의 보호 아래 즐겁게 살게 하는 방향으로 점차 흐르고 있는 것 같습니다. 그러나 아동이 힘들고 어려워하더라도 되도록 스스로 운동을 하게 하면 아동은 점차 운동 후에 편안함과 동작과 자세에 대한 성취감이 생겨 나중에는 자발적으로 운동을 하게 되고 그로 인해 자신감

있게 살아갈 수 있도록 하기 위해 조금씩은 고난위도의 훈련이 필요하다고 생각합니다. 할 수 있는 아동이라면 조금이라도 느끼고 아동 스스로의 자신감을 심어 주어 자신의 인생을 조금씩 넓혀 가며 살아가도록 용기와 격려를 하는 것이 정말 중요할 것 같습니다.

2. 뇌성마비의 치료원리

뇌병변 아동에서 나타나는 경직형이나 무정위형, 실조형, 이완형 등의 타입은 비정상적인 근긴장도로 인하여 정상적인 움직임이나 자세를 유도할 수 없다.

정상적인 움직임을 유도하기 위해서 다음과 같이 아동을 지도하여야 한다.

첫째, 근육 긴장도를 정상화한다.

경직형 아동은 근육의 긴장도가 정상에 비해 높아 자발적인 움직임이 어렵고 관절 가동 범위에도 제한이 있으므로 경직형 아동을 치료하는 데 근육의 긴장도를 낮추는 것이 가장 우선시된다.

무정위형, 실조형 아동은 근육의 긴장도가 때에 따라 정상보다 높거나 낮은 상태에 있게 된다. 이는 아동이 목적 있는 움직임을 할 때 더 강하게 나타나며 특정 움직임을 하지 않아도 불필요한 움직임을 계속하게 된다.

그러므로 이러한 유형의 아동을 치료할 때 있어 중요한 점은 우선 아동에게 나타나는 불필요 움직임을 줄여 주는 것이 필요하다.

이완형이나 발달장애로 운동이 지연되는 아동은 근육의 긴장도가 정상보다 낮아 자세 유지와 움직임에 필요한 근육의 수축력이 약하므로 정상적인 근육의 수축(co-contraction)을 유도하여야 한다.

둘째, 정위반응과 균형반응을 발달시킨다.

정위반응은 공간에서 정상적인 자세를 취할 수 있는 반응을 말하며 균형반응이란 이러한 정위반응이 나타난 자세에서 외부의 자극 또는 아동의 자세 변화가 일어날 때 균형을 유지하여 넘어지거나 몸이 비틀어지는 것을 방지하는 반응을 말한다.

셋째, 자발적인 움직임(voluntary movement)이 나타나게 한다.

정상적인 자세에서 많은 반복을 통하여 이루어진 자세 감각 훈련으로 아동 스스로 자발적인 움직임이 일어나도록 한다.

넷째, 아동에게 적절한 자극을 주면서 움직임을 유도한다.

모든 아동들의 운동 지도 시에는 아동의 장애 유형에 따라 적절한 자극과 아동에게 맞는 자세 지도를 한다.

아동의 장애 유형별로 운동치료를 적용하는 원리는 아래와 같다.

1) 경직형

경직형 아동에서 가장 중요한 것은 근육의 뻣뻣함, 즉 경직으로 인하여 정상적인 움직임을 유도할 수가 없다. 그러므로 경직형 아동은 최대한 경직을 감소시켜 주기 위해서 정상에 가까운 관절 범위까지 근육을 늘려 주어야 한다. 이 방법은 근육의 뻣뻣한 정도에 따라 정상적인 신경발달 자세, 즉 누운 자세, 엎드린 자세, 뒤집기, 배밀이, 네발기기, 서기, 걷기 등의 자세를 취해 주며 뻣뻣한 부위의 근육을 늘려 주는 것이다.

경직형 아동에서 나타나는 경직은 아동이 나이가 들어가면서 활동량이 증가됨에 따라 그리고 인지가 높을수록 근육의 긴장도가 점차 증가하게 되므로 이에 따라 근육의 관절을 부위별로 충분히 늘려 주는 것이 중요하며 자세에 따라 회전 근육의 움직임으로 뻣뻣한 근육을 감소시켜 준다.

이때 아동에 따라 약간의 통증을 호소할 수 있으나 조금씩 천천히 유도하면 근육이 풀어져 통증은 점차 감소하게 된다.

점차 근긴장도가 감소되면 비정상 자세를 억제시켜 주면서 정위반응과 균형반응이 나타나게 해주며 정상 아동 발달단계에 맞게 되도록 스스로 할 수 있도록 유도해 준다.

2) 무정위형, 실조형

관절 가동범위는 정상에 가깝거나 충분하므로 정상 발달단계에 따라서가 아니라 근육의 수축력(co-contraction)을 유도하는 것이 중요하다. 그리하여 치료 시 불필요한 움직임을 억제하기 위해 정상 자세를 만들어 주고 각 관절에 압력과 두드림 등의 자극을 줌으로써 정상 근긴장력을 유지하거나 증진시켜 준다.

운동 감각 자극 훈련 시는 정상 자세를 취해 주었을 때 아동에게 나타나는 불필요한 근육의 흔들림이나 불수의적인 움직임이 나타나지 않을 정도의 자극이 주어져야 한다. 이때 아동은 비정상 자세를 유지하기 위해 강하게 저항하게 되는데, 치료사는 아동이 저항하는 정도의 힘을 가하여 정상자세가 유지되도록 운동을 유도하여야 하며 반복되는 훈련을 통해 아동의 불수의적 움직임이 줄어 들게 되면 자극이나 압력을 점차 약하게 적용한다.

3) 이완형

근육의 긴장도가 약하여 관절 가동범위가 정상보다 크게 나타남으로 이를 제한해 주어야 한다. 신경발달단계 자세에서 각 관절에 정상 감각을 느끼게 해주며, 압력, 두드림 등 여러 가지 자극을 주어 근육의 긴장도를 증가시켜 준다. 각 자세에는 운동 감각을 증진하기 위하여 관절을 자극할 때는 아동이 자극에 저항하는 정도만 자극을 가하도록 하며 자극에 대한 반응이 없을 때는 아동의 저항을 유도할 수 있을 만큼의 압력이나 자극을 주어 근긴장도를 증가시킨다.

3. 발달장애 아동의 치료원리

발달장애(염색체 질환, 정신지체, 자폐증 등)로 인해 운동이 지연되는 아동들은 대부분 강직으로 인한 근육의 뻣뻣함은 없고 대체로 근긴장도가 약하며 관절의 가동범위는 충분하므로 치료 시 각 아동의 신경 발달단계에 맞는 자세를 취해 주면서 여러 가지 자극을 주어 근육의 힘을 증가시킨다. 이때 자극은 아동의 상태에 따라 다르게 가하며 치료 시 자극에 대한 아동의 저항이 느껴지도록 약간 강한 자극을 주어 근수축이 일어나도록 유도한다.

자극으로 인해 아동이 힘들어 하지 않도록 아동의 질환 상태나 장애에 따라 적절한 자극을 가하도록 한다.

4. 척추 측만증, 후만증, 전만증의 치료원리

뇌병변이나 발달장애 아동에서 머리나 상·하지 골반의 위치, 장애 정도에 따라 척추 측만증이나 후만증, 전만증이 나타날 수 있는데, 이와 같은 척추의 변형이 심해지면 자세나 몸통의 불균형으로 인해 고관절 탈구, 내부 장기의 기능 이상을 초래할 수 있다. 그러므로 뇌병변이나 발달장애 아동은 정상적 자세 훈련을 통해 올바른 근골격 상태가 유지되도록 적절한 운동치료가 필요하다.

제2장 장애 유형별 치료 방법

제2장 장애 유형별 치료 방법

1. 경직형 사지마비(spastic Quadriplegia)

경련성으로 인한 경직이나 강직이 있는 경우 모든 부위에서 관절이 정상 범위에 도달할 때까지 늘려 준다.

경직이 심한 경우는 아동에게서 비정상 자세가 나타나지 않는 범위 내에서 서서히 늘려 주어 정상범위에 도달할 때까지 운동을 계속해야 하며 그 이후에도 경직이 나타날 수 있으므로 지속적인 반복이 중요하다.

관절운동이 제대로 되지 않을 경우 경직이 심해져서 더욱 강한 강직과 구축, 근력약화로 발전하게 되어 나중에는 고관절의 아탈구 또는 탈구, 척추의 측만증, 후만증 등으로 진전되어 정형외과적 수술에까지 이르게 된다.

만약 정형외과적 수술을 하게 되더라도 또 다시 경직이 나타나므로 수술 후에도 지속적인 관절 운동을 해야 하고 관절운동은 모든 자세에서 실시하도록 한다.

1) 관절 늘리기

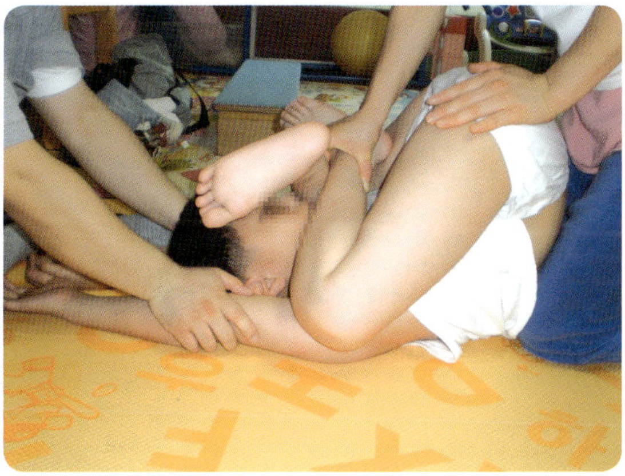

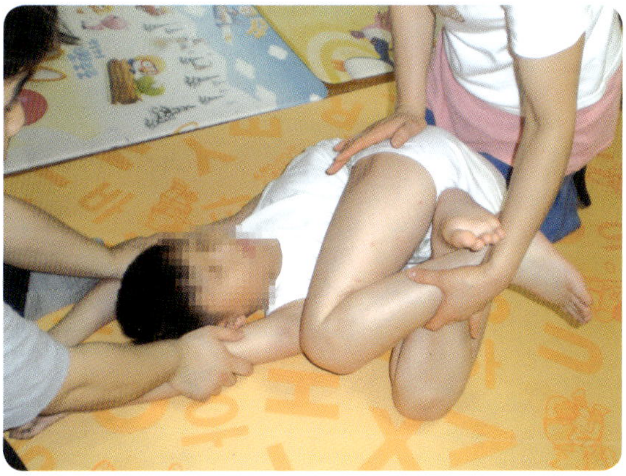

유도방법 : 1. 아동의 양팔을 머리 위로 올려 팔꿈치 부위를 보조자가 잡아 주며 보호자는 몸통과 다리를 구부려 들어 올려 척추의 굴곡과 몸통의 회전 근육을 늘려 준다.

2. 작은 아동의 경우 보호자가 아동의 머리 위에서 보호자의 다리로 아동의 팔을 고정시켜 주고 양손으로는 아동의 골반과 다리를 들어 올려 척추의 굴곡과 몸통 회전 운동을 시킨다.

주의사항 : 하지에서 신전현상이 나타날 때는 다리를 마름모 모양으로 구부리면서 운동을 시킨다.

필요사항 : 보조자 1명

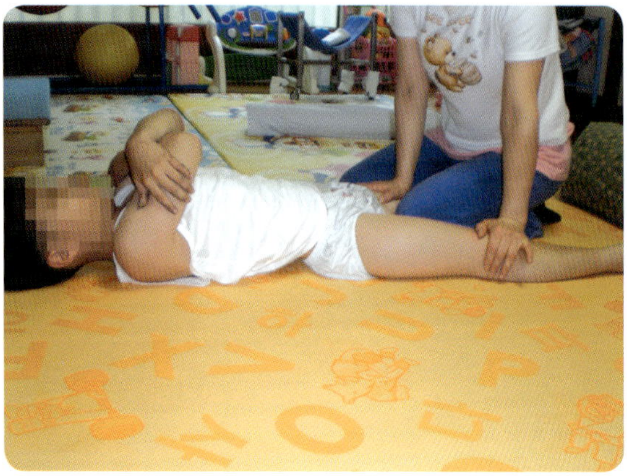

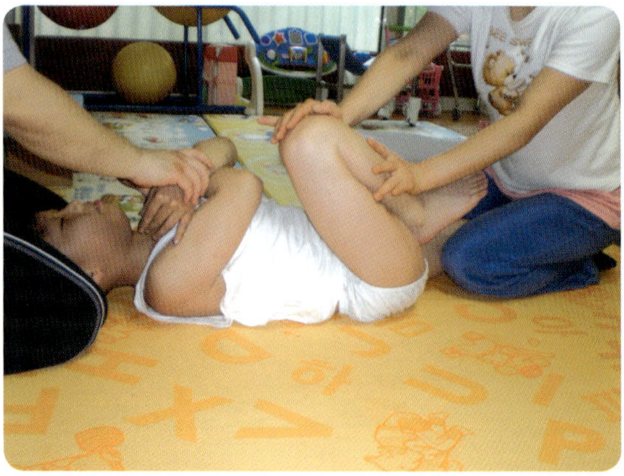

유도방법 : 1. 양팔을 위로 올려 보조자가 팔꿈치를 고정시켜 주게 하고 몸통의 바른 정렬이 유지되도록 자세를 취해 준다.

2. 보호자는 아동의 한쪽 다리를 고정시키고 반대쪽 다리를 몸통쪽으로 구부려 준다.

3. 양측을 교대로 실시한다. 이때 팔과 다리가 내회전되지 않도록 바깥쪽으로 돌려 준다.

주의사항 : 아동의 턱이 들려 머리를 뒤로 뻗칠 때는 아동의 가슴 부위를 눌러주어 몸통이나 턱이 들리지 않도록 한다.

필요사항 : 보조자 1명

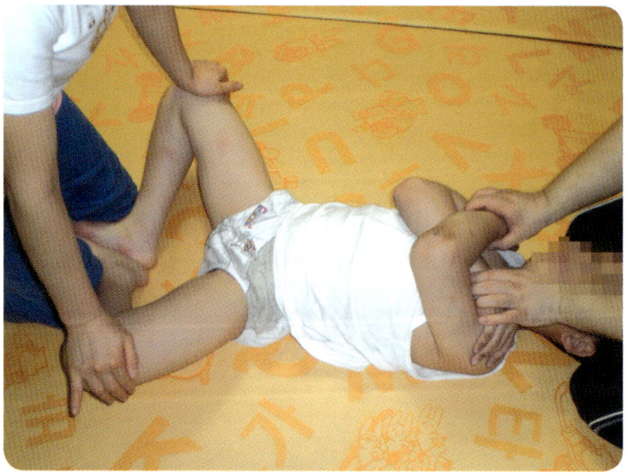

유도방법 : 1. 양팔을 위로 올려 보조자가 팔꿈치를 고정시켜 주게 하고 몸통의 바른 정렬이 유지되도록 자세를 취해 준다.

2. 아동의 양다리를 마름모 모양으로 하며 서서히 부드럽게 아랫방향으로 늘려 준다.

주의사항 : 아동이 턱을 올리거나 몸통을 위로 올릴 경우 양팔을 가슴 부위에 고정시켜 비정상적 자세가 나타나지 않도록 한다.

필요사항 : 보조자 1명

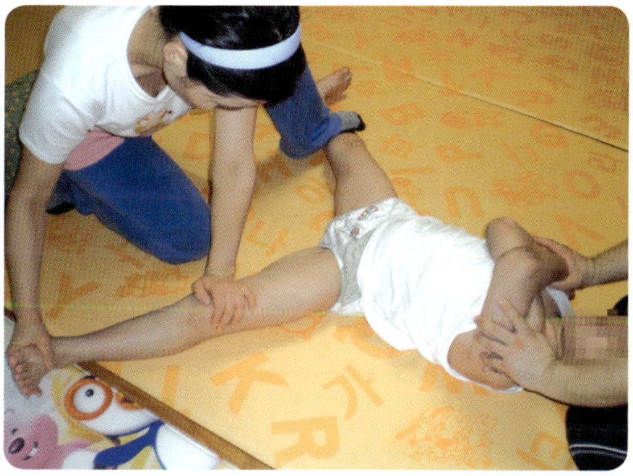

유도방법 : 1. 아동의 몸통이 들리는 것을 방지하기 위해 보조자는 아동의 양팔을 잡아 가슴 부위에 고정시켜 주고 보호자는 아동의 골반을 정렬해 주며 양다리를 한쪽씩 서서히 벌려 주면서 발목도 굴곡시킨다.

2. 이때 아동의 다리가 내회전되지 않게 정확히 고정한다.

주의사항 : 아동의 머리나 몸통에서 비정상 자세가 나타나지 않게 한다.

필요사항 : 보조자 1명

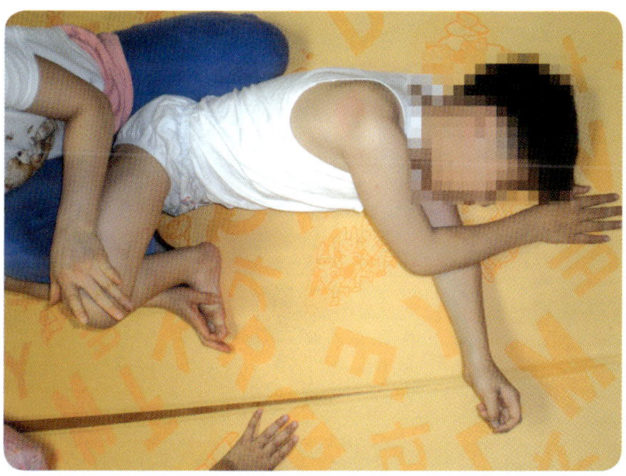

유도방법 : 1. 아동을 옆으로 누운 자세를 취하도록 하며 아래쪽 팔을 90°이상 올려 주어 보조자가 고정시켜 주고 보호자는 다리의 분리운동을 위해 아래쪽 다리의 고관절은 신전시키고, 무릎은 구부려 준다.

2. 보조자는 아동의 위쪽 팔을 아동의 머리나 몸통이 신전되지 않는 범위에서 위로 올려 고정시켜 주고, 보호자는 아동의 위쪽 다리에서 고관절, 무릎을 90°로 굴곡시켜 주면서 발뒤꿈치와 발바닥의 외측부에 자극이 가도록 자세를 잡아 준다.

주의사항 : 머리와 몸통에서 뻣뻣한 힘이 생기지 않게 서서히 시도하며 아래쪽 어깨가 위쪽으로 올라가지 않도록 조절해 준다.

필요사항 : 보조자 1명

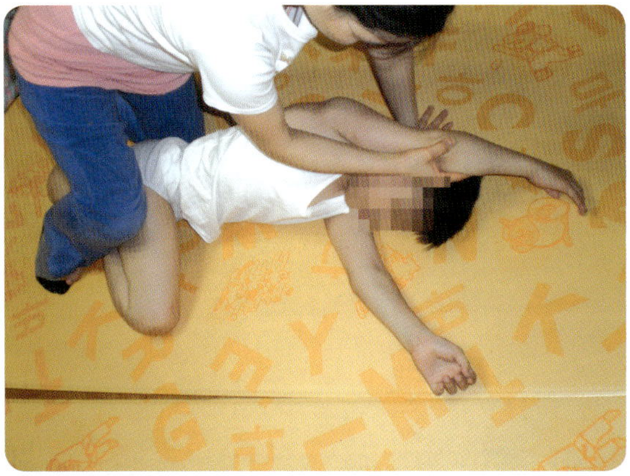

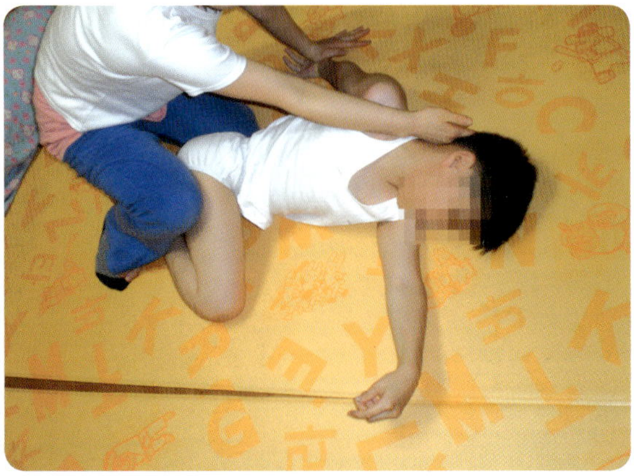

유도방법 : 1. 아동의 아래쪽 팔을 90°이상 올려 주어 보조자가 고정시켜 주고 보호자는 아동의 위쪽 다리를 구부려서 몸통 가까이에 두게 한다.

2. 이때 아래쪽 다리는 고관절 신전과 무릎을 90° 굴곡시켜 유지한다.

3. 보호자는 한손으로는 아동의 위쪽 골반을 고정시키며 다른 한손으로 아동의 위쪽 팔을 바깥으로 돌리며, 뒤쪽으로 신전시키면서 아동의 몸통 회전을 유도한다.

주의사항 : 아동의 다리가 신전되지 않도록 한다.

필요사항 : 보조자 1명

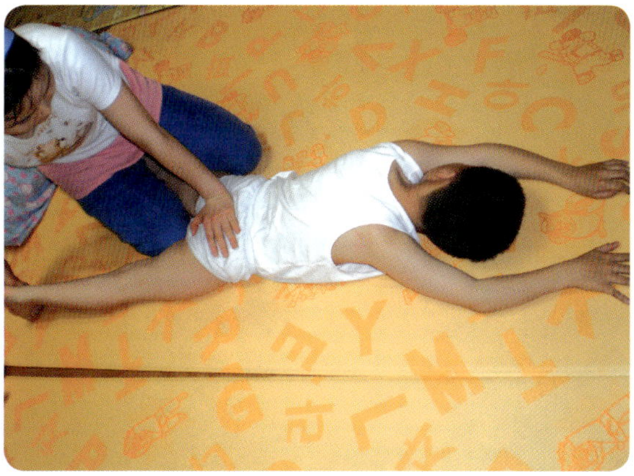

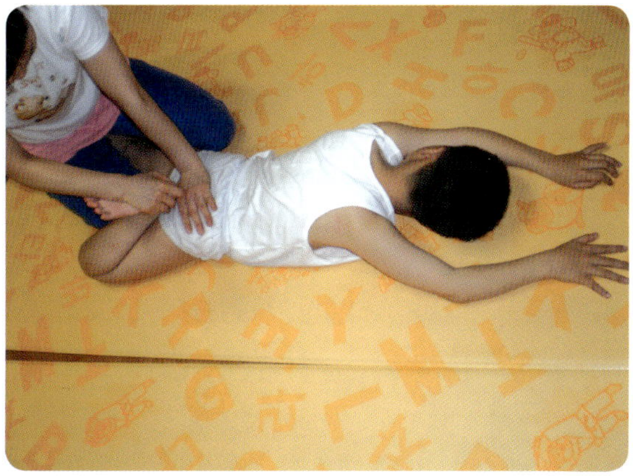

유도방법 : 1. 아동은 엎드린 자세에서 양팔을 머리 위로 올려 보조자가 잡아 주며 보호자는 아동의 몸통과 골반을 바르게 정렬한 다음 골반이 들리지 않도록 고정시켜 준다. 이때 필요에 따라 작은 굴림통을 아동의 어깨 아래에 대어 주어 팔의 신전을 도와주게 한다.

2. 보호자는 아동의 한쪽 다리를 펴서 고정시켜 주고 반대쪽 다리의 무릎과 발목을 구부려 준다. 이때 발뒤꿈치에서 자극을 준다.

주의사항 : 아동의 엉덩이가 들리지 않게 골반을 서서히 부드럽게 고정시켜 준다.

필요사항 : 보조자 1명, 작은 굴림통(roll)

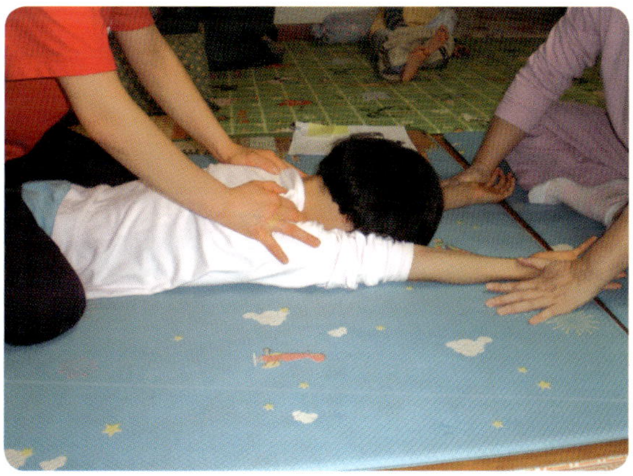

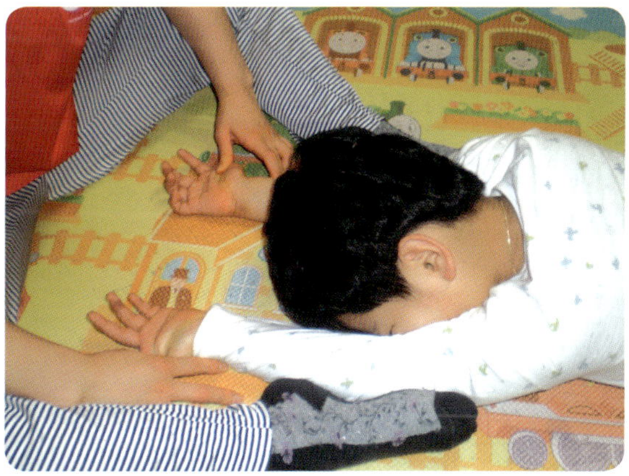

유도방법 : 1. 양팔을 머리 위로 올려 보조자가 잡아 주며 보호자는 아동의 몸통과 골반을 바르게 정렬한 다음 보호자의 양다리로 아동의 골반 사이에서 골반이 들리지 않도록 고정시키면서 양손으로는 아동의 어깨를 잡아 준다.

2. 이때 보호자는 아동의 어깨를 위쪽으로 올려주면서 아래쪽으로 자극을 주어 아동의 팔이 위로 올리는 것과 어깨 근육의 안정성을 증가시켜 준다.

3. 이러한 자세는 보조자가 아동의 앞에서 손바닥이 위로 오도록 손과 팔을 돌려 주어 팔의 외회전 근육이 늘어나는 것을 도와준다.

주의사항 : 손의 뻣뻣함이 나타나지 않도록 아동의 어깨를 부드럽게 서서히 움직여 준다.

필요사항 : 보조자 1명

2) 상지의 근긴장도 감소 및 비정상 자세 억제(머리와 몸통 조절)

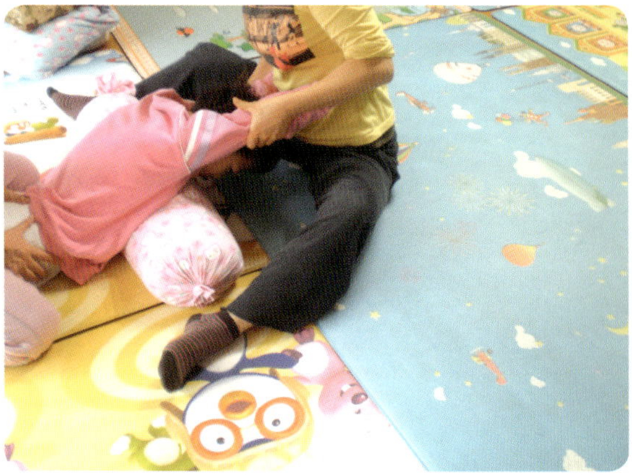

유도방법 : 1. 굴림통 위에서 아동의 팔을 위로 올려 보조자가 잡아 주며 보호자는 아동의 골반을 부드럽게 눌러 주면서 몸통을 양옆으로 움직여 준다.

2. 이때 아동의 다리는 바깥으로 돌려서 벌려 준다.

3. 보조자는 아동의 양팔을 교대로 위로 올려주면서 머리와 몸통 회전이 나타나는지 관찰한다.

주의사항 : 팔의 경직이 나타나지 않도록 부드럽고 천천히 시도한다. 신전현상으로 머리를 뒤로 젖힐 경우 보호자는 아동의 머리를 잡아 약간 숙여 준다.

필요사항 : 보조자 1명, 굴림통(roll)

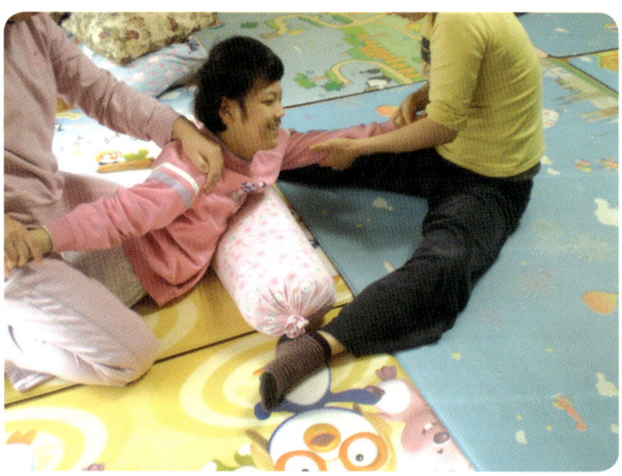

유도방법 : 1. 엎드린 자세에서 아동의 한쪽 팔을 위로 올려 바깥쪽으로 회전시키면서 보조자가 고정하게 하고 보호자는 아동의 뒤에서 골반을 고정시켜 주며 아동의 다른 쪽 팔을 잡아서 팔을 바깥쪽으로 회전시키면서 뒤쪽으로 늘려 준다.

2. 이때 아동의 손목과 손가락이 펴지게 엄지손가락부터 바깥쪽으로 펴서 잡아 준다.

3. 아동이 머리를 돌려 보호자를 바라보게 하면 머리와 몸통 회전이 더욱 촉진된다.

주의사항 : 아동이 평소에 많이 돌리고 있는 머리 방향의 반대 방향에서 더 많이 실시한다.

필요사항 : 보조자 1명, 굴림통(roll)

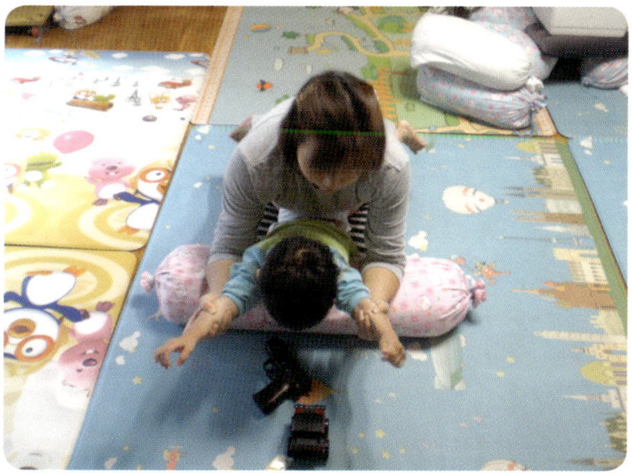

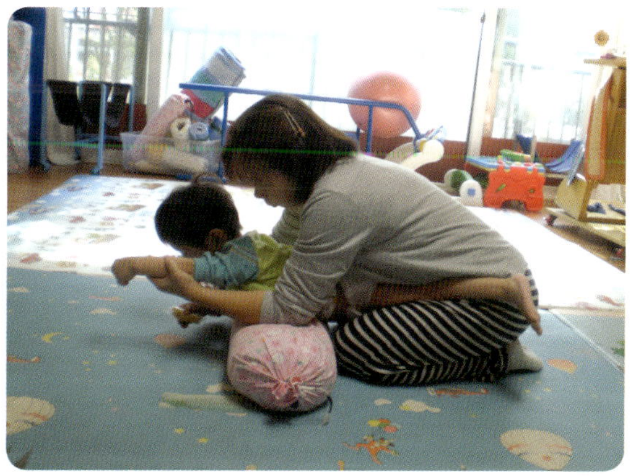

유도방법 : 1. 아동이 작을 경우 굴림통 위에 아동을 엎드려 놓고 보호자의 허리에 아동의 다리를 벌리고 배로 아동의 골반을 고정시킨다.

2. 아동의 양팔을 잡고 교대로 위로 올리면서 어깨 근육이 늘어나게 하며 머리와 몸통 회전을 유도한다. 뻣뻣함이 감소하도록 서서히 움직여 준다.

주의사항 : 아동의 머리가 너무 뒤로 젖히거나 숙여지지 않도록 한다.

필요사항 : 굴림통(roll)

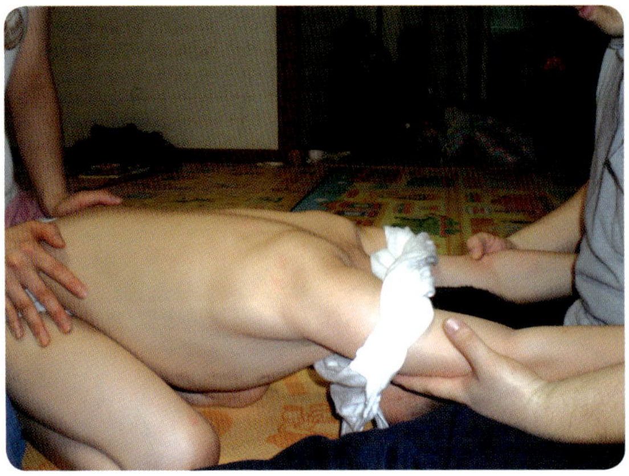
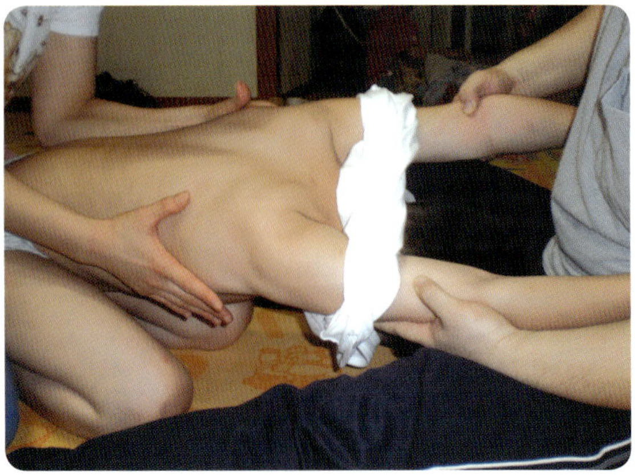

유도방법 : 1. 아동의 하지에 신전현상이 심하거나 큰 아동일 경우 아동은 고관절과 무릎을 구부려 앉혀 놓고 보호자는 아동의 골반을 고정시킨다.

2. 아동의 앞에서 보조자가 양팔을 잡아 교대로 팔을 어깨 위로 올려 주면서 뻣뻣함이 감소하도록 서서히 늘려 준다.

3. 이 자세는 머리와 어깨의 안정성을 증가시키며 몸통 조절에 도움이 된다.

주의사항 : 골반이 들리지 않도록 잘 고정시키고, 아동의 머리를 수평으로 유지하거나 약간 숙이도록 한다.

필요사항 : 보조자 1명

3) 뒤집기를 유도하기

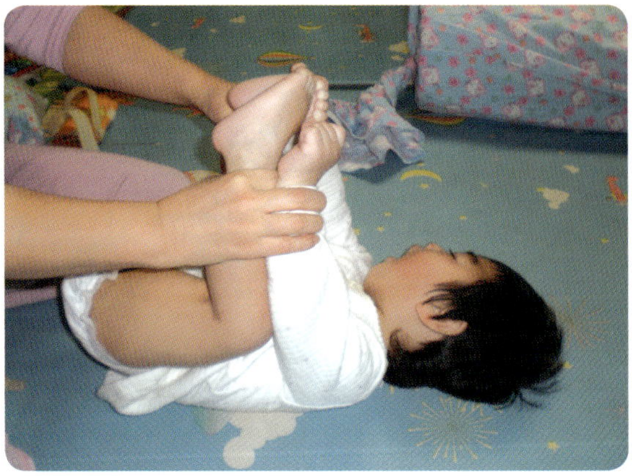

유도방법 : 1. 작은 아동의 경우는 누운 자세에서 아동의 양손과 양발을 같이 잡아주면서 양옆으로 부드럽게 움직여 준다.

2. 아동의 한쪽 손과 반대쪽 발을 잡아 주어 양옆으로 부드럽게 움직여 체중 이동을 경험시킨다.

3. 아동을 담요에 눕혀서 양쪽 끝을 잡아 주고 담요를 움직여 주면서 옆으로 굴리기를 유도한다.

주의사항 : 아동의 머리가 뒤쪽으로 신전되지 않도록 주의한다.

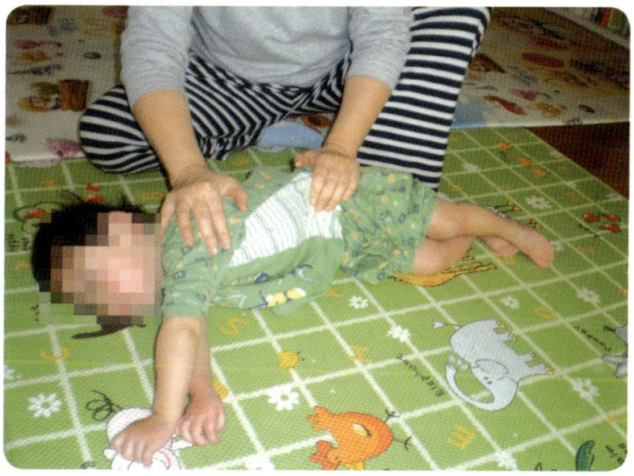

유도방법 : 1. 옆으로 누운 자세에서 아래쪽 팔을 90˚로 위쪽 팔은 90˚이상 위로 올려 준다. 이때 아동의 팔을 보조자가 고정시켜 준다.

2. 아래쪽 다리는 골반은 펴주고 무릎은 약간 구부러지게 하며 위쪽 다리는 구부려 몸통 가까이에 둔다.

3. 앞, 뒤 대각선으로 자극을 주면서 몸통 근육을 늘려 주어 어깨와 골반의 체중 지지를 촉진시킨다.

4. 아동의 몸통은 오목한쪽(concave)을 밑으로 하여 더 많이 유도한다.

주의사항 : 머리와 몸통이 뒤로 젖혀지지 않게 하며 다리에 신전현상이 나타나지 않게 한다.

필요사항 : 보조자 1명

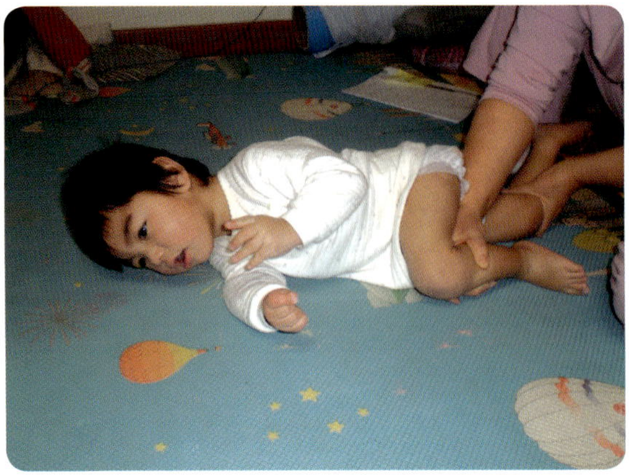 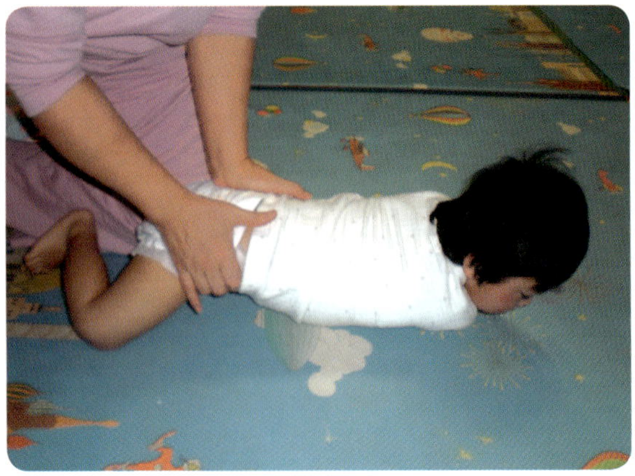

유도방법 : 1. 누운 자세에서 아동의 한쪽 다리와 무릎을 구부려 반대쪽 바닥을 향해 돌려 준다.
2. 이때 보조자는 아동의 어깨를 조절해 주며 돌려진 쪽 팔을 위쪽으로 올려지게 한다.
3. 보호자는 아동이 뒤집으려고 하면 구부려준 다리를 조금씩 펴주면서 반대쪽 골반에서 위로 올려 주는 자극을 주면 같은 쪽 다리가 약간씩 구부려진다. 이때 아동의 머리와 어깨, 몸통, 골반이 회전되며 팔을 지지하고 뒤집는 반응이 나타나게 된다.
4. 보조자는 아동의 머리와 어깨를 약간씩 조절해 주어 아동이 뒤집을 수 있도록 도와준다.

주의사항 : 아동의 팔이 뒤로 가거나 몸통이 뻣치는 현상이 나타나지 않도록 한다.

필요사항 : 보조자 1명

4) 배밀이를 유도하기

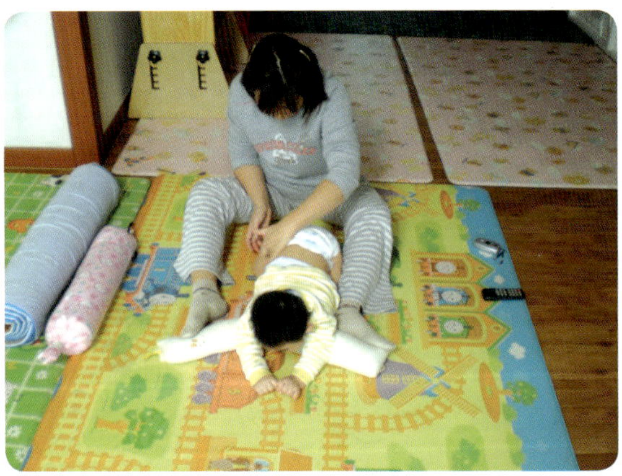 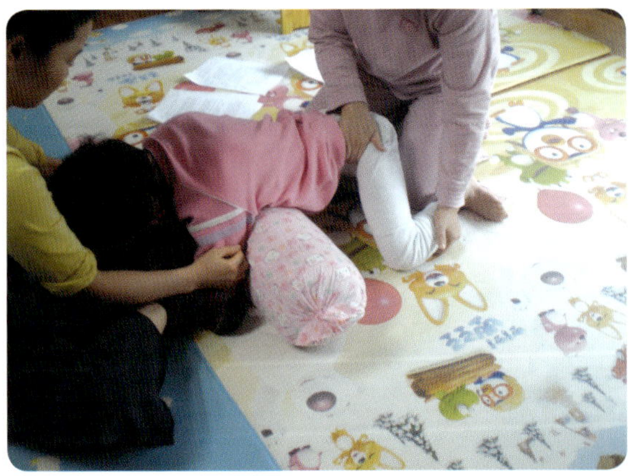

유도방법 : 1. 굴림통 위에 아동을 엎드려 양쪽 팔을 120°정도 올려 주고 작은 굴림통을 이용하거나 보조자가 아동의 팔꿈치를 고정시키며 양옆으로 체중을 이동시킨다.

2. 이때 보호자는 아동의 골반을 약간 올려 주며 아동의 양쪽 무릎이 지지되게 하여 앞·뒤, 양옆으로 체중을 이동시킨다.

주의사항 : 팔이 전반부에서 서로 꼬이지 않게 보조자의 발로 약간씩 벌려 준다.

필요사항 : 보조자 1명, 굴림통(roll)

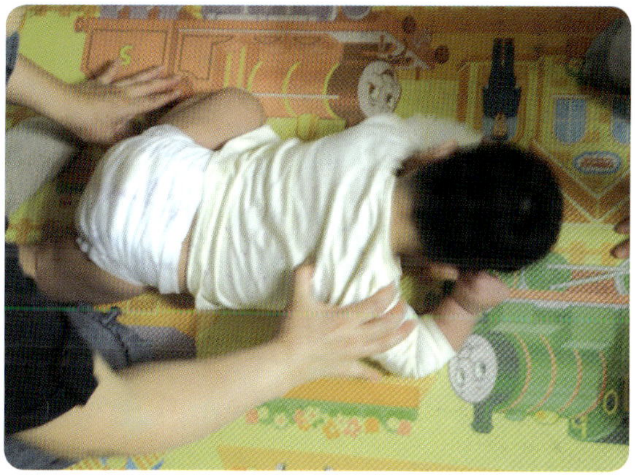

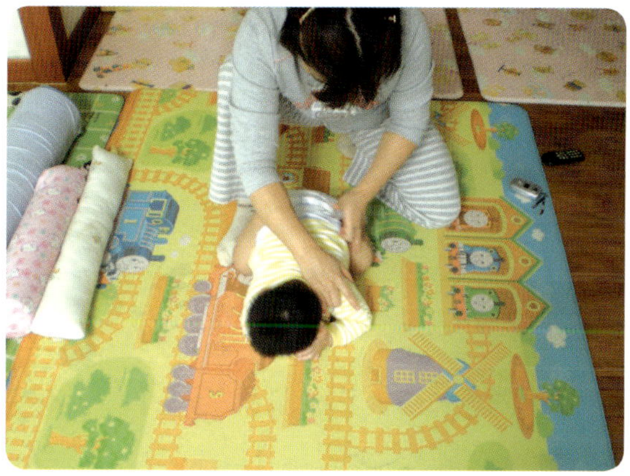

유도방법 : 1. 한쪽 팔꿈치를 지지하게 해주며 반대쪽 무릎을 구부려 위로 올려 고정시켜 주며 허리의 회전 움직임을 촉진시킨다.

2. 보호자는 무릎이 고정된 쪽으로 반대쪽 골반을 들어 올려 주면서 다른 한손은 지지된 팔꿈치로 체중이 가도록 어깨에서 조절해 준다.
3. 이 자세에서 지지되지 않는 쪽 팔과 다리에서 움직임이 일어나게 한다.
4. 아동 스스로의 움직임이 적거나 없을 경우 보호자가 조금씩 도와주어 앞으로 나아가게 한다.

주의사항 : 지지된 쪽 다리에서 신전현상이 나타나지 않게 한다.

필요사항 : 보조자 1명

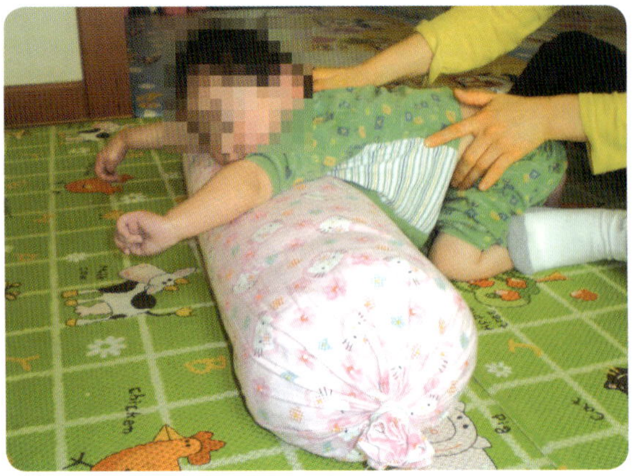

유도방법 : 1. 작은 굴림통을 아동의 어깨 아래에 두어 아동의 팔이 아래쪽으로 뻗치지 못하게 굴림통을 조절하거나 보조자가 앞에서 도와준다.

2. 보호자는 아동의 다리를 벌려 주며 한쪽씩 다리를 구부려 기어가는 자세를 취해주고 움직이도록 도와준다. 이때 보조자는 앞에서 굴림통을 위쪽으로 움직여 주며 양무릎 지지를 훈련시킨다. 이 자세는 상지에서 굴곡패턴을 하지에서는 신전패턴을 억제시킨다.

주의사항 : 아동의 팔이 아래쪽으로 내려오지 않게 한다.

필요사항 : 보조자 1명, 작은 굴림통

5) 손지지와 보호 신전 반응 유도하기

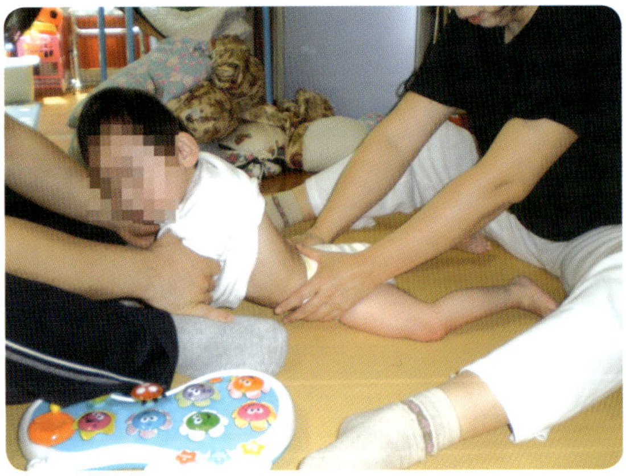

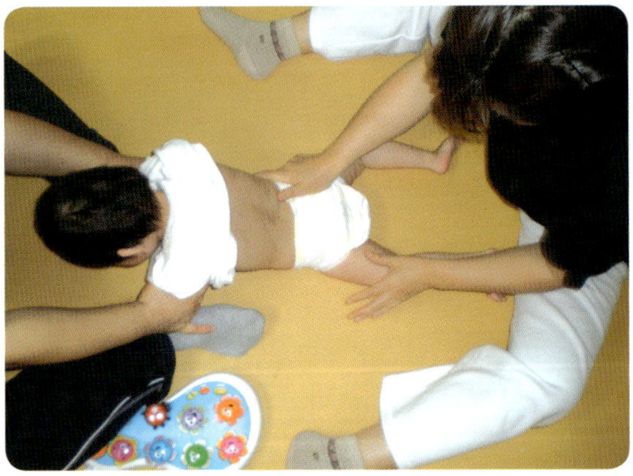

유도방법 : 1. 엎드린 자세에서 아동의 손바닥을 펴서 보조자의 발로 고정시키고 양손으로는 아동의 팔이 구부러지지 않도록 잡는다. 이때 손가락이 구부러지지 않게 하며 손바닥의 뿌리쪽

과 외측 지지가 되도록 고정시킨다.

2. 보호자는 아동의 뒤에서 다리가 벌려지게 하고 골반을 부드럽게 눌러 주며 몸통을 바르게 정렬한다. 이 자세는 보호자의 다리 위나 굴림통 위에서 실시할 수 있다.
3. 이때 보호자는 아동의 골반과 몸통을 조절해주며 양손 지지와 체중 이동을 유도한다.

주의사항 : 아동의 경직이 심할 경우 손을 구부리거나 골반이 올라오는 등의 비정상 자세가 나타나지 않게 유의한다.

필요사항 : 보조자 1명, 굴림통(roll)

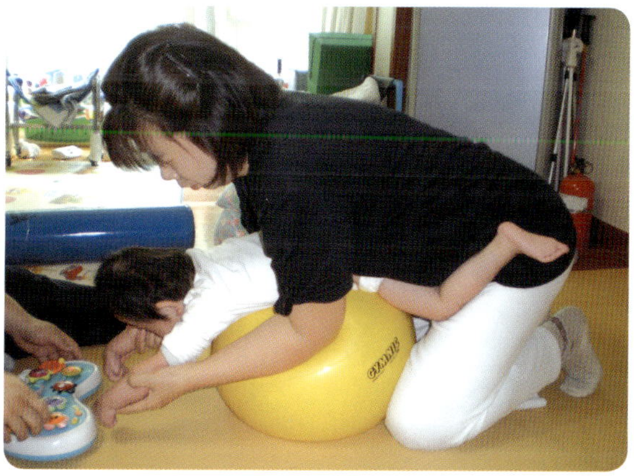

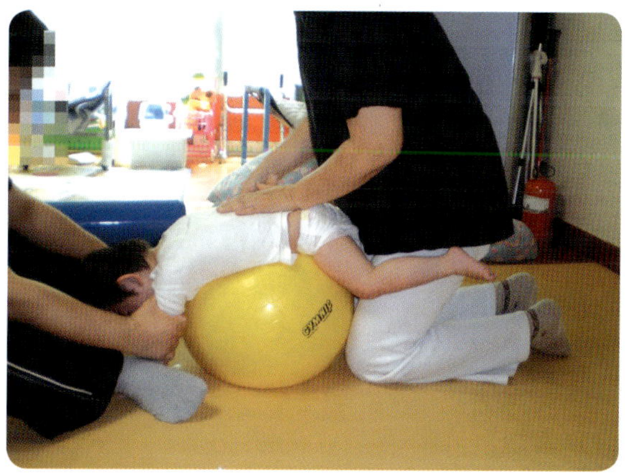

유도방법 : 1. 공 위에서 아동의 다리를 벌리고 등을 펴주며 부드럽게 눌러 주면서 앞쪽으로 밀어줌으로써 손의 지지와 척추 후만증을 조절시킨다.

2. 보조자는 아동의 앞에서 팔이 지지되도록 도와준다. 이때 필요하면 보조자는 아동의 손을 펴서 발로 고정시키고 팔이 구부려지지 않게 보조자가 잡아 준다.

주의사항 : 팔이 구부러지거나 골반이 올라오지 않도록 유의한다.

필요사항 : 보조자 1명, 굴림통(roll), 공

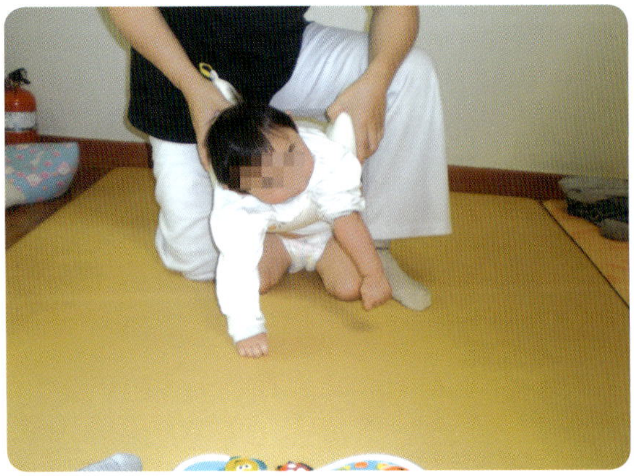

유도방법 : 1. 아동은 무릎을 구부리게 하여 앉은 자세에서 보호자는 가슴 아래 길게 말은 수건을 대어 주며 양팔이 90°이상 되어 뒤로 뻗쳐 지지 않게 하며 손의 지지를 유도한다.

2. 이때 상지와 몸통은 골반과 수평이 되게 하거나 조금 위로 올려주면서 무릎 쪽으로 조절을 해주어 다리가 신전되지 않도록 한다.

주의사항 : 팔이 서로 붙거나 뒤로 오지 않도록 한다.

필요사항 : 길게 말은 수건

6) 네발기기를 유도하기

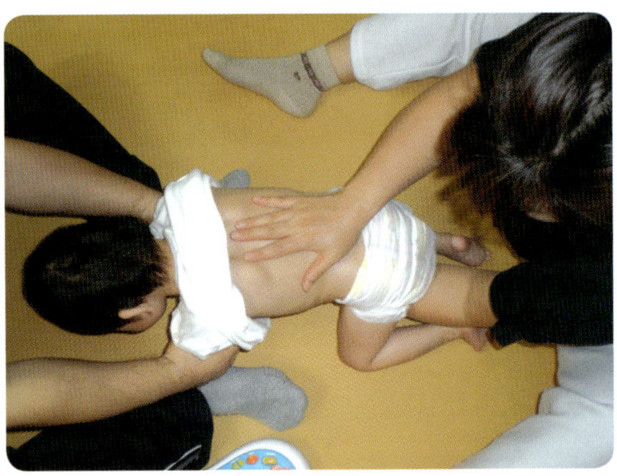

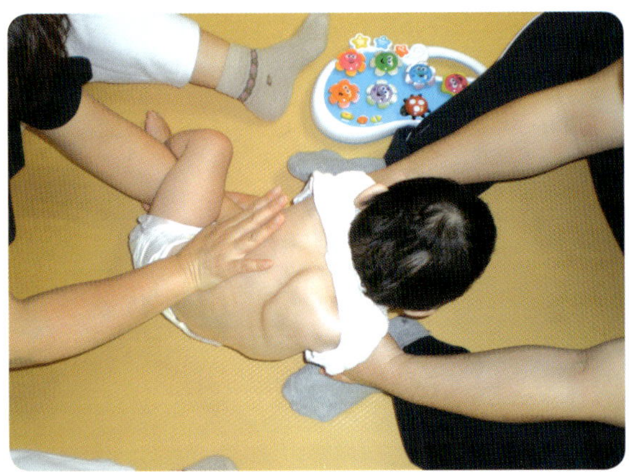

유도방법 : 1. 네발기기 자세에서 아동의 손바닥을 펴서 보조자의 발로 고정시키고 두손으로 아동의 팔을 잡아 준다.

2. 보호자는 아동의 다리 사이에 손을 넣어서 옆으로 앉게 하며 몸통을 회전시켜 준다. 다른 한손은 반대쪽 몸통을 잡아 준다.

3. 양측을 모두 실시한며 오목한 쪽(concave) 몸통에서 더 많이 유도한다. 이 자세는 몸통과 하지의 분리운동과 회전을 촉진시킨다.

주의사항 : 양측어깨나 팔에 비정상자세가 나타나지 않도록 하여 양다리에서 신전현상이 나타나지 않게 한다.

필요사항 : 보조자 1명

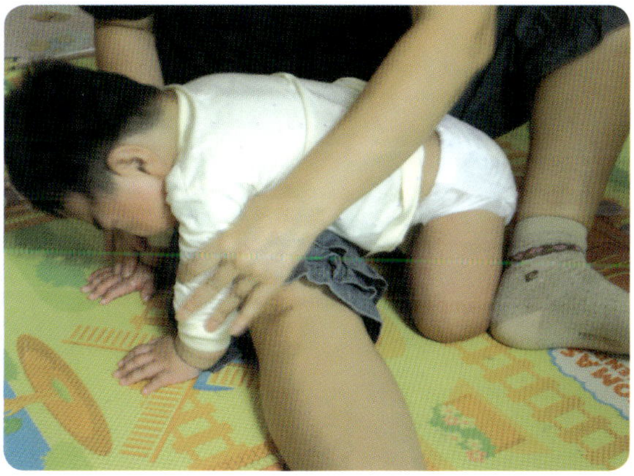

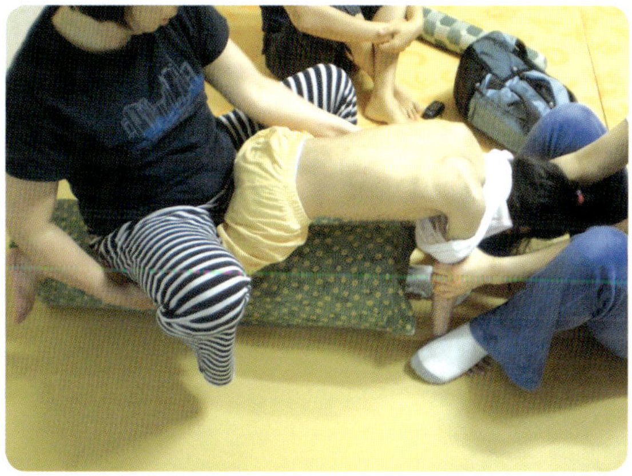

유도방법 : 1. 아동을 굴림통 위에서 네발기기 자세를 취해준다. 작은 아동은 보호자의 다리 위에서 실시해도 된다.

2. 아동의 손바닥을 펴서 보조자의 발로 고정시키고 두손으로는 아동의 양팔을 잡아 준다.
3. 보호자는 아동의 뒤에서 어깨와 척추, 골반을 앞·뒤, 양옆으로 움직여 준다. 머리를 자주 돌리는 쪽의 반대쪽을 향하게 하고 몸통을 오목한쪽(concave side)으로 늘려 주며 부드럽게 밀어 준다.
4. 아동의 한쪽 무릎을 지지하게 하고 반대쪽 무릎과 골반을 쭉 펴주어 근육을 늘려 주었다가 다시 구부려 주기를 반복한다. 이때 신전현상이 강하여 잘 구부러지지 않으면 펴진 쪽 골반안쪽을 위쪽으로 들어 올려 주면 굴곡현상이 일어난다.
5. 양쪽을 교대로 실시한다.

주의사항 : 무릎이 지지된 쪽 다리에서 신전현상이 나타나지 않게 한다.

필요사항 : 보조자 1명, 굴림통(roll)

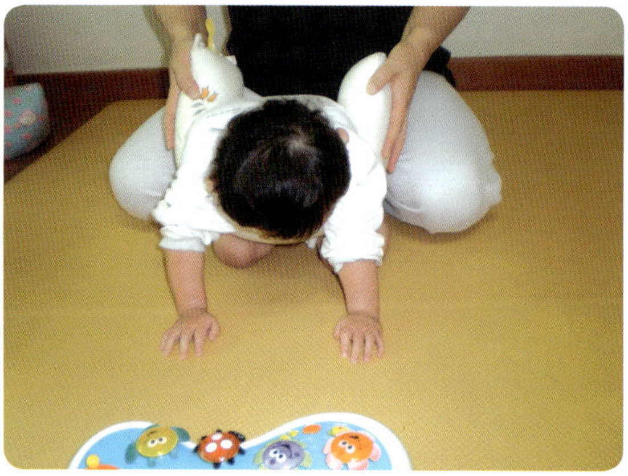

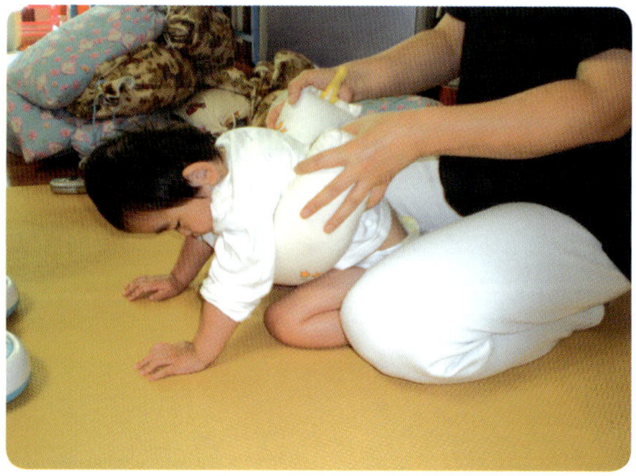

유도방법 : 1. 어린 아동이나 경직이 심하지 않은 아동의 경우 수건을 이용하여 손과 무릎을 지지하게 하며 앞·뒤 양옆으로 움직여 주면서 네발기기를 유도한다.

2. 이때 보조자는 아동의 앞에서 팔을 조정해 주며 보호자는 아동의 뒤에서 몸통과 무릎을 교대로 조절해 주며 앞으로 나아가게 한다.

주의사항 : 아동의 몸통이 뒤로 젖혀지거나 팔, 다리에서 뻣뻣함이 나타나지 않게 한다.

필요사항 : 보조자 1명, 수건

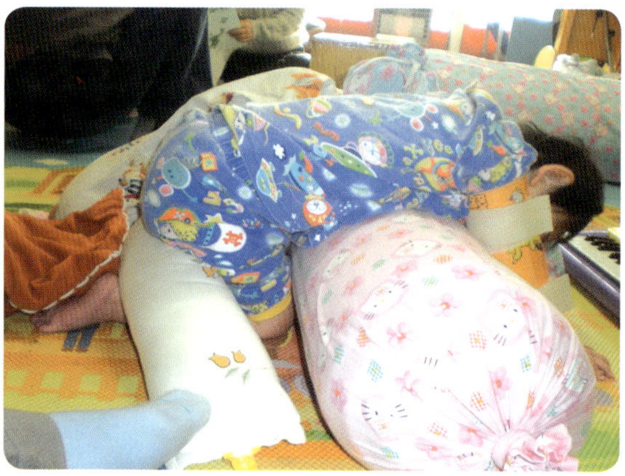

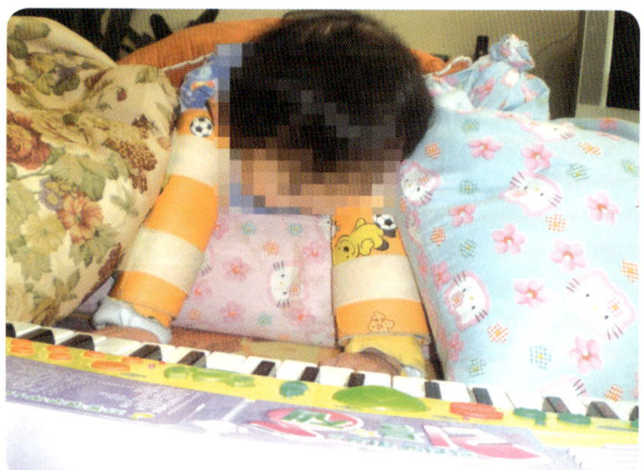

유도방법 : 1. 양손과 양무릎을 지지하여 네발기기 자세의 감각 증진을 위해 굴림통을 아동의 어깨 아래에 두어 자세를 유지시킨다.

2. 팔꿈치가 구부러지지 않도록 팔보호대를 대어 주며 무릎이 90°유지되게 고정시켜 준다. 이 자세에서 30~40분 정도 유지하도록 한다. (시간은 아동에 따라 조절해 준다.)

주의사항 : 아동의 손이 펴지게 해주고 팔에서 굴곡 자세가 나타나지 않도록 하고 다리에서는 신전자세가 나타나지 않도록 한다.

필요사항 : 굴림통(roll), 팔보호대, 아동을 고정시킬 수 있는 물건(쌀주머니)

7) 앉은 자세를 유도하기

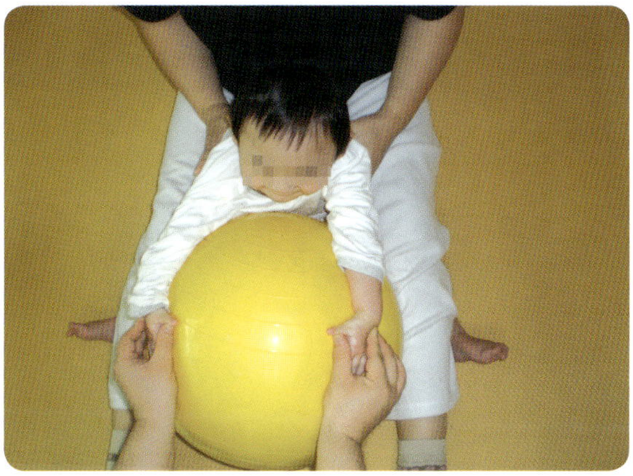

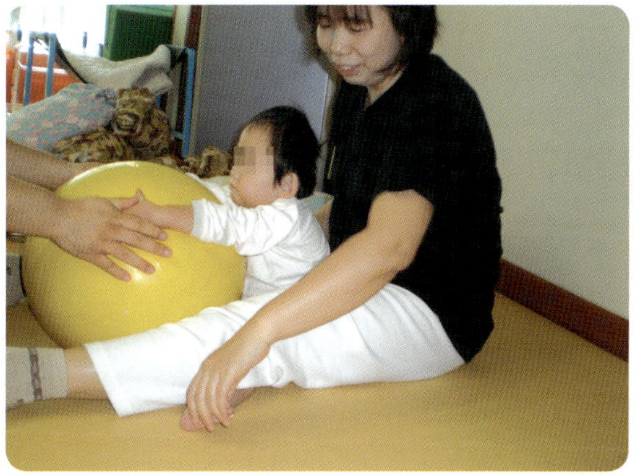

유도방법 : 1. 보호자의 앞에 아동을 앉히고 아동의 양다리를 서서히 벌려 준다. 이때 보호자의 다리로 아동의 양측 다리를 고정시켜 주며 아동의 발목을 늘려 준다.

2. 보조자는 아동의 앞에 공을 놓아주고 아동의 팔을 공위로 올려서 밖으로 벌려 주면서 손목과 손가락이 펴지게 해주며 팔의 정상적인 움직임을 느끼게 해준다. 이때 신전현상이 나타나지 않게 머리와 몸통을 앞으로 기울여 준다.

3. 공을 움직여 주면서 앞·뒤, 양옆으로 체중을 이동해 주면서 앉은 자세의 감각을 증진시키며 몸통과 상지근육을 늘려 준다.

주의사항 : 아동이 뒤로 기대어 뻗치지 않게 아동의 어깨를 감싸주면서 실시한다.

필요사항 : 공, 보조자 1명

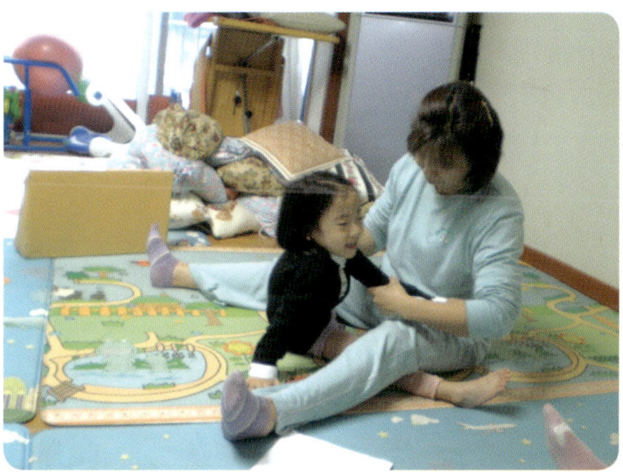

유도방법 : 1. 누운 자세에서 아동의 양손을 보호자가 잡아 주고 허리를 회전시키며 일어나 앉게 한다.

이때 양쪽 무릎을 벌려서 고정시켜 준다.

2. 또 다른 방법으로 한손을 보호자가 잡아 주고 다른 손을 지지하는 쪽의 팔과 손이 펴지도록 하며 필요하면 보조자가 잡아 준다. 몸통을 회전하여 대각선으로 일어나게 하며 체중 지지와 이동을 경험하게 한다.

주의사항 : 지지하지 않은 쪽의 어깨나 팔에 비정상적인 자세가 나타나지 않게 한다.

필요사항 : 보조자 1명

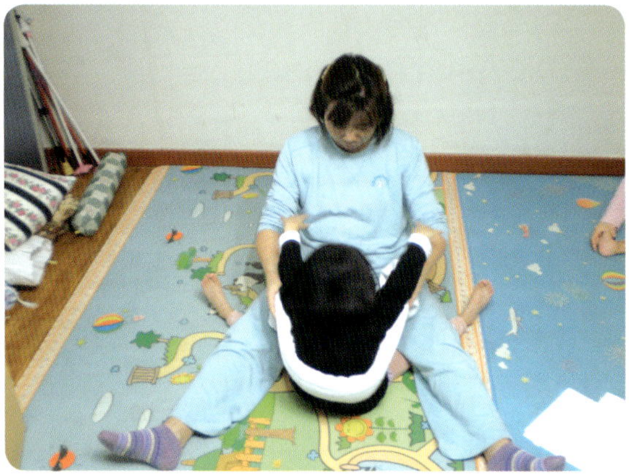

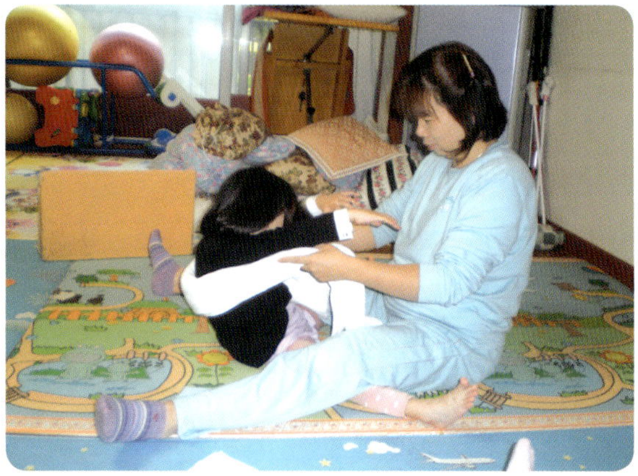

유도방법 : 1. 어깨 부위에 수건을 길게 대주고 보호자가 잡아주며 앉은 자세와 허리 펴는 것을 도와준다. 이때 아동의 다리를 벌려서 보호자가 고정시켜 주고 팔은 어깨 높이 위로 올라오게 하여 자세를 유지시킨다.

2. 아동의 어깨나 몸통부위를 앞·뒤, 양옆, 대각선으로 움직여 주며 분리운동이 일어나게 한다.

주의사항 : 수건으로 아동의 팔을 위로 올려 주며 밑으로 내려가지 않게 한다. 아동의 머리와 몸통이 뒤로 젖혀지지 않도록 한다.

필요사항 : 수건

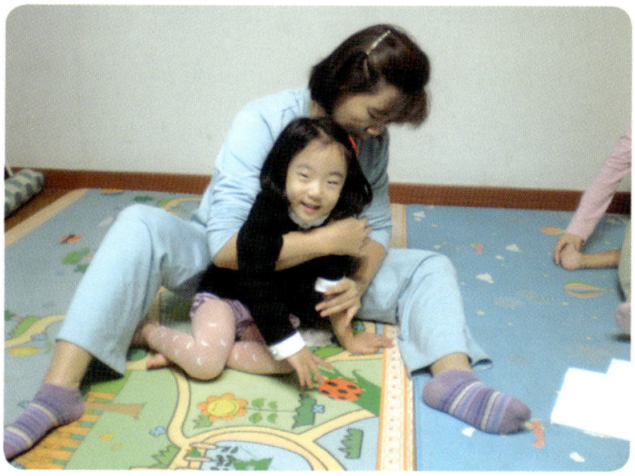

유도방법 : 1. 아동은 옆으로 앉은 자세에서 손을 지지하게 한다.

2. 이때 보호자는 아동의 지지하려는 팔을 펴주며 손목과 손가락을 펴서 바닥에 지지하게 해준다. 이때 아동의 엄지손가락을 펴주며 손바닥과 외측 지지가 일어나게 한다.

3. 보호자의 다른 팔로는 아동의 반대쪽 팔을 90° 위로 올려 주면서 아동의 체중이 지지하는 쪽으로 가도록 서서히 밀어 준다.

주의사항 : 아동의 다리에서 신전이 일어나지 않게 구부려서 고정해 준다.

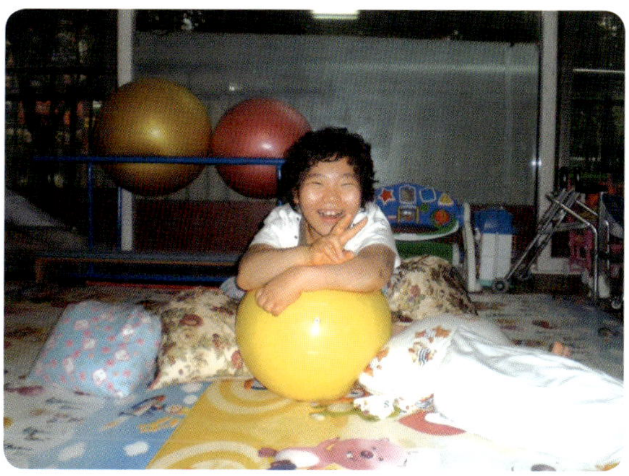

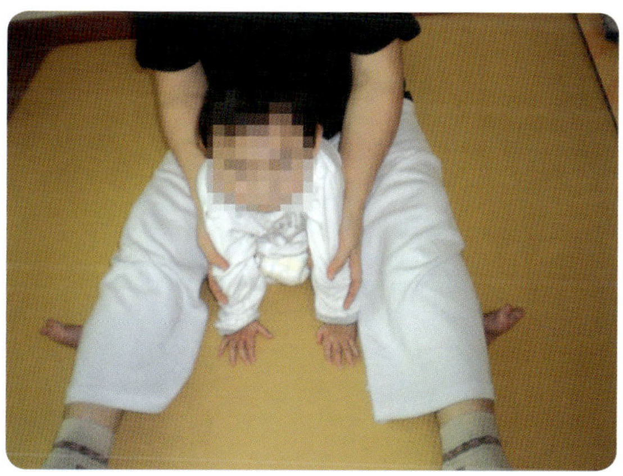

유도방법 : 1. 보호자는 아동의 뒤에 앉아서 다리를 서서히 벌려 주며 충분히 벌린 후 쌀주머니로 무릎을 고정시킨다.

2. 발목을 구부려 뒤꿈치가 늘어나게 하여 발에 쌀주머니를 대어 준다.

3. 몸통은 약간 숙여 주며 굴림통을 가슴에 받쳐 주면서 상지를 굴림통 위에 올려 놓아 상지의 신전과 팔이 뒤로 가는 것을 억제시킨다. 아동이 몸통을 뒤로 젖히는 경우 뒤에 굴림통이나 쌀주머니를 대어 몸통이 숙여지게 자세를 고정시켜 준다.

4. 작은 아동들은 앉은 자세에서 보호자가 뒤에서 다리를 벌려서 보호자의 다리로 고정시켜 주며 양손으로 양쪽 발목을 늘려 준다.
5. 30분~1시간 정도 이 자세를 유도한다(아동의 상태에 따라 서서히 시간을 조정시킨다).

주의사항 : 쌀자루를 아동의 경직도에 따라 움직이지 않게 고정시킨다.

필요사항 : 쌀자루, 굴림통(roll)

참고사항 : 1. 쌀자루 만드는 법 – 직사각형 형태의 자루를 만들어 쌀을 가득 채운다(4 kg, 8 kg, 10 kg).
2. 아동의 경직도에 따라 움직이지 않을 정도의 무게를 다리에 올려 놓는다. 처음에는 20~30분 정도 실시하고 경직의 정도에 따라 40~50분 정도 고정시킨 후 풀어줄 때는 한쪽씩 아동의 무릎을 잡아 주며 쌀자루를 빼고 아동의 다리를 서서히 움직여 주며 좁혀 준다.
3. 이 운동은 다리가 가위 형태로 꼬이는 것을 방지하고 고관절의 탈구도 예방할 수 있다.
4. 이 자세에서 고관절이 대칭적으로 유지되면 점차 시간이 흐를수록 몸통과 사지의 정렬이 바르게 유지된다.

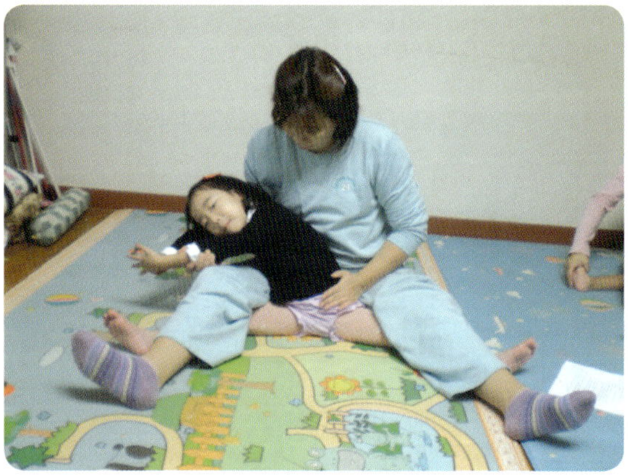

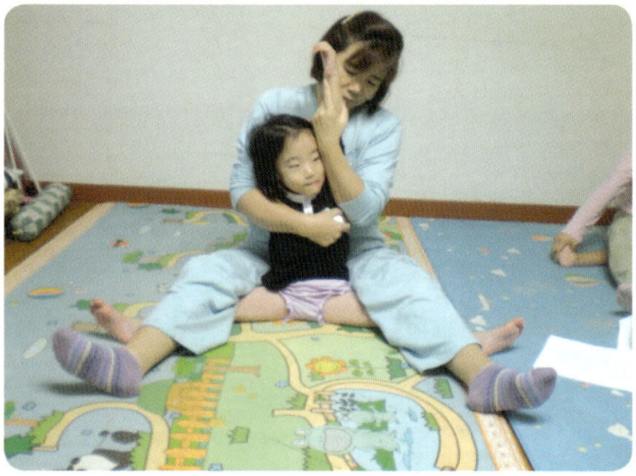

유도방법 : 1. 아동은 앉은 자세에서 다리를 벌려서 고정시킨 후 몸통을 앞으로 약간 숙여 주면서 양팔을 90°이상 올려 주어 몸통 회전을 교대로 시킨다.
2. 보호자는 아동의 뒤에 앉아서 한쪽 팔을 90°정도 올려 아동의 가슴부위에 고정시키고 다른쪽 팔은 팔을 펴서 머리 위로 올려 주며 몸통과 팔의 근육을 늘려 준다. 이때 손가락이 펴지게 한다.
3. 양측팔을 교대로 실시한다.

주의사항 : 아동의 머리와 몸통이 뒤로 젖혀지지 않게 한다.

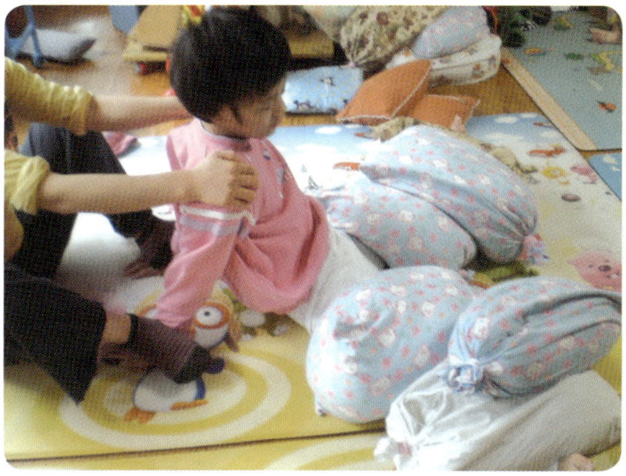 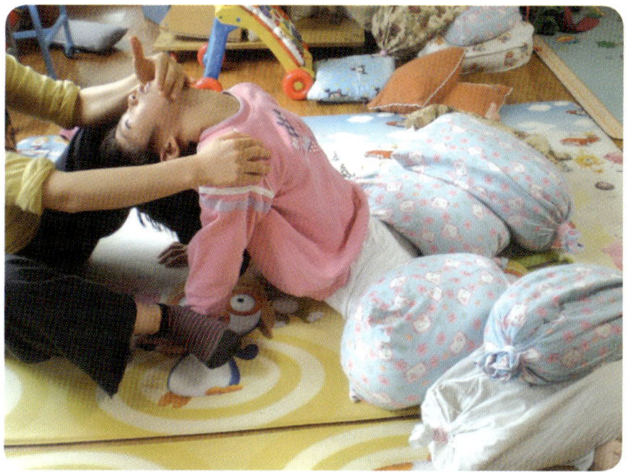

유도방법 : 1. 쌀자루로 다리를 고정시키거나 보조자가 아동의 앞에서 다리를 잡아 주게 하고 보호자는 아동의 뒤에서 한쪽 팔을 외회전시키면서 손목과 엄지손가락을 펴주어 뒤쪽으로 지지하도록 한다.

2. 반대쪽도 같은 방법으로 실시한다.

3. 뒤에서 손등을 고정시키며 양팔이 구부러 지지 않게 잡아 주면서 양옆으로 체중을 이동시킨다.

4. 이 자세에서 머리를 뒤로 숙이게 하여 어깨와 팔의 안정성을 증가시킨다. 이때 척추를 쭉 펴지게 해주면서 척추 후만증과 측만증을 교정할 수 있다.

주의사항 : 아동의 골반이 안정되게 고정되어 있어야 머리를 뒤로할 때 어깨나 몸통에서 뻗치는 현상이 일어나지 않는다.

8) 네발기기 자세에서 쪼그려 앉기 유도하기

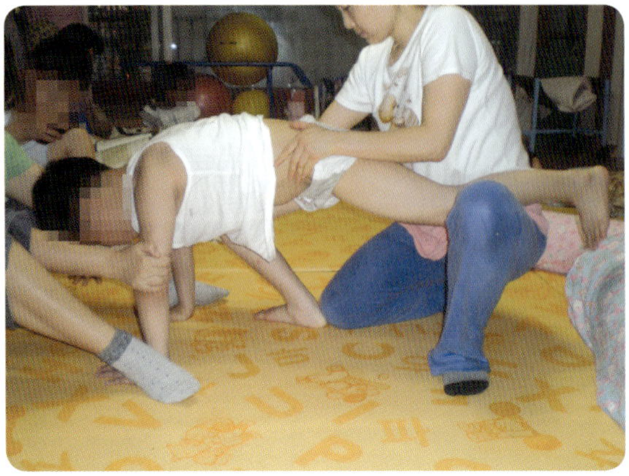 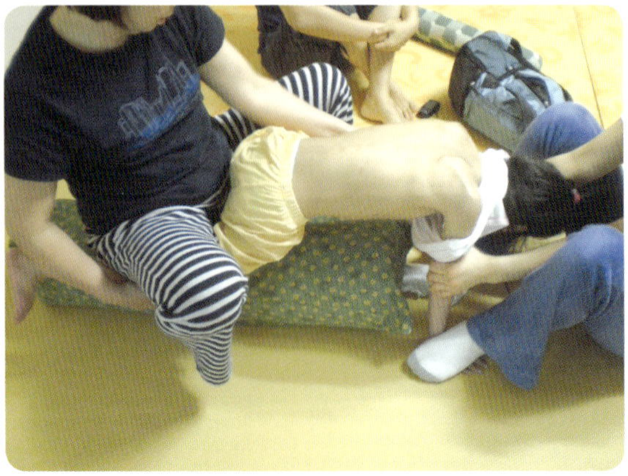

유도방법 : 1. 네발기기 자세에서 보조자는 아동의 손과 팔꿈치에서 비정상적인 움직임이 일어나지 않게 고정시켜 준다.

2. 네발기기 자세에서 보호자는 아동의 한쪽 무릎을 세워서 발을 지지하게 해주면서 반대쪽 다리를 서서히 펴주어 근육이 늘어나게 한다. 이때 다리에서 경련이 일어날 경우는 경련이 멈출 때까지 그 자세로 잡고 있도록 한다.

3. 경련이 멈추면 아동의 다리를 구부려 주며 다시 펴주기를 반복한다. 양쪽 다리에서 교대로 실시하며 네발기기 자세에서 쪼그려 앉기 자세를 준비한다. 큰 아동이나 경직이 심한 경우 굴림통 위에서 동작을 유도한다.

주의사항 : 모든 동작에서 비정상 움직임이나 경직이 나타나면 동작을 취해줄 때 작은 범위에서 서서히 조금씩 움직이면서 유도한다.

필요사항 : 굴림통(roll), 보조자 1명

참고사항 : 1. 근육을 늘려 주는 운동을 하지 않을 경우는 아동이 움직이거나 가만히 있을 때 경련이 일어나면서 경직이 점차 심해진다. 그래서 나중에는 경련이 일어나지 않고 강직으로 점점 굳어진다. 이는 나이가 들어감에 따라 관절의 구축이나 변형, 탈구로 발전된다.

2. 근육을 늘려 주는 운동을 하고 있을 때나 하고 난 후에 일어나는 경련은 경직이 풀어지면서 나타나는 현상이며 근육이 부드러워지면서 경련은 점차 없어진다.

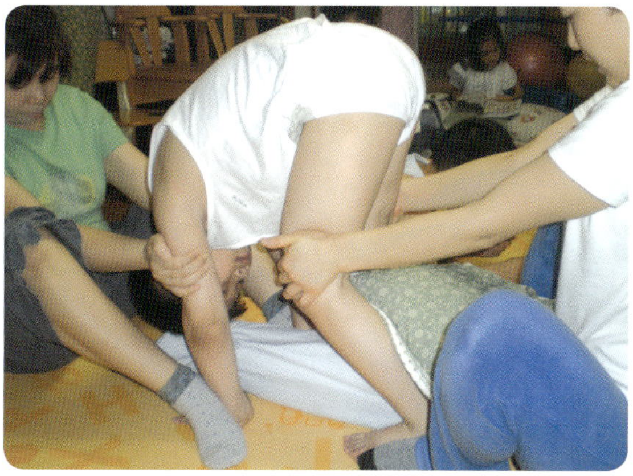
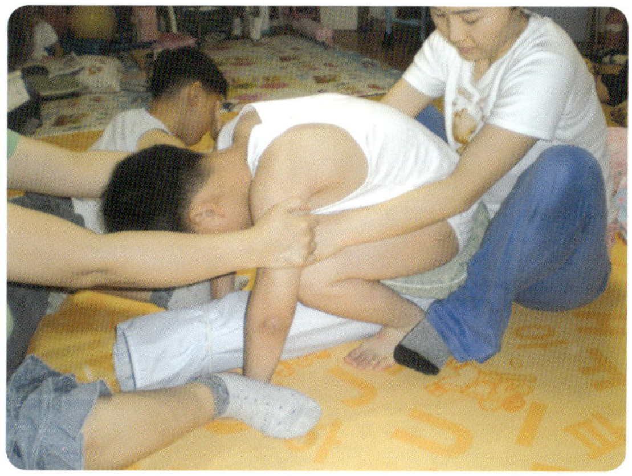

유도방법 : 1. 아동을 쪼그려 앉은 자세로 취하게 하며 보조자는 앞에서 아동의 손과 팔을 조정해 주고 보호자는 아동의 뒤에서 발과 무릎을 잡아 주며 아동에게 엉덩이 들기를 유도한다.

2. 아동이 스스로 들지 못할 때는 아동의 엉덩이 아래에 쿠션을 대어 주어 조정하거나 보호자가 허벅지나 엉덩이를 잡고 아동이 엉덩이를 들 수 있도록 도와준다.

3. 10~20번 반복함으로써 손과 발의 지지능력과 쪼그려 앉기를 훈련시킬 수 있다.

4. 필요에 따라 아동의 발을 고정시킬 수 있는 작은 굴림통을 사용한다.

주의사항 : 아동이 팔을 구부리거나 다리에서 뻗치는 등 비정상 자세가 나타나지 않는 범위에서 엉덩이를 올리고 내리기를 유도한다.

필요사항 : 굴림통(roll), 보조자 1명

9) 굴림통 위에서 자세와 움직이는 방법

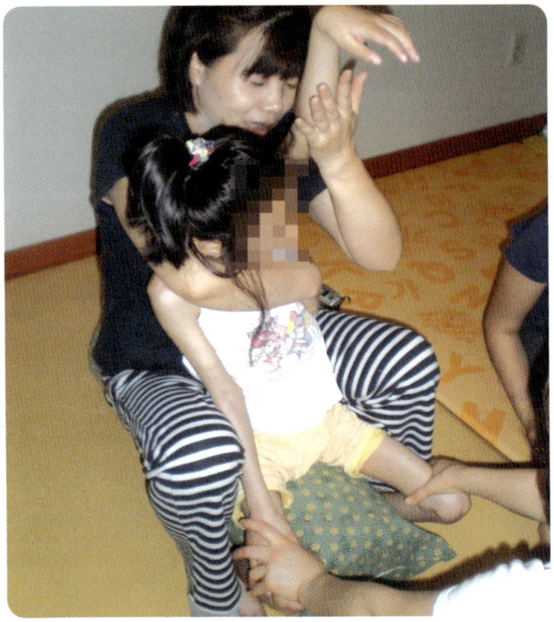

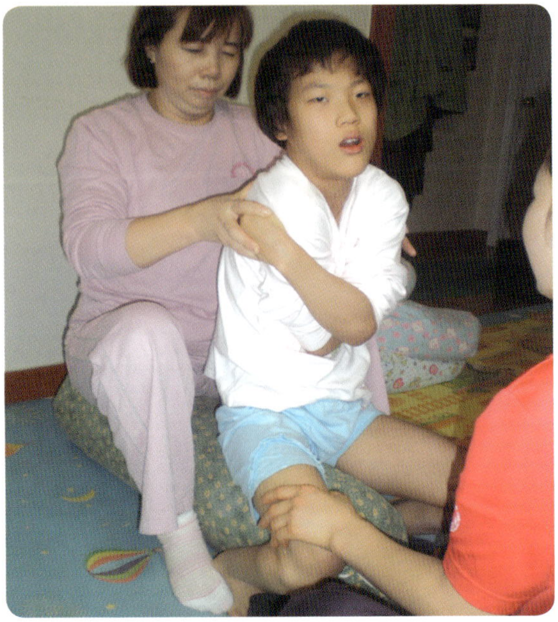

유도방법 : 1. 아동을 굴림통 위에 앉히고 보호자는 뒤에서 아동의 양쪽 발을 고정시킨 후 아동의 한 쪽 손을 가슴이나 무릎에서 잡아주며 반대쪽 팔을 펴서 위로 올려 준다.

2. 양측을 교대로 실시한다.

3. 아동의 양팔을 가슴에 모아 주거나 90° 이상 위로 돌려주며 옆으로 체중 이동을 유도한다.

4. 이때 보조자는 아동의 양쪽 무릎을 고정시켜 준다.

주의사항 : 몸통이 뒤로 뻗치지 않도록 약간 앞으로 숙여 주며 양쪽 발이 들리지 않도록 한다.

필요사항 : 굴림통(roll), 보조자 1명

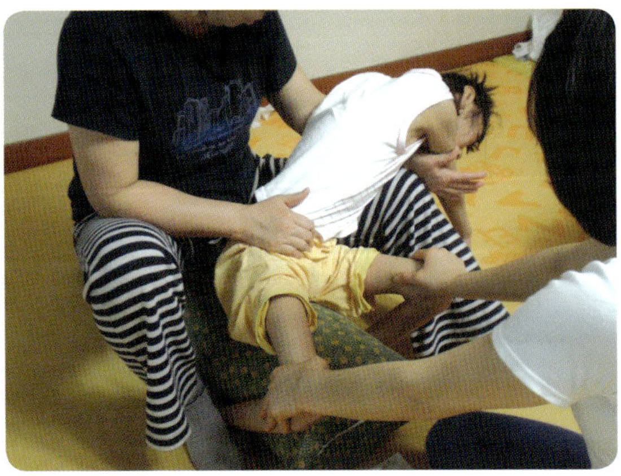

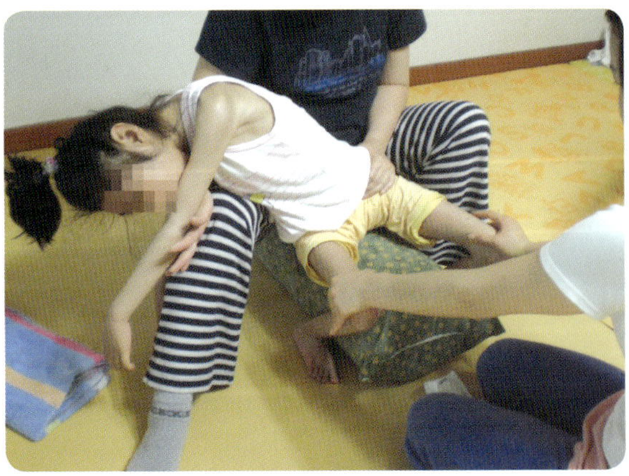

유도방법 : 1. 굴림통 위에 앉은 자세에서 허리 회전을 위해 몸통을 충분히 늘려 준다.

2. 몸통이 오목하게(concave)된 쪽을 더 많이 늘려 준다.

3. 보호자의 한쪽 팔로 아동의 골반을 고정시켜 주고 반대쪽 팔로는 기울인 쪽의 양팔을 잡아준다. 이때 발이 들리지 않게 고정시킨다.

4. 보조자는 아동의 무릎을 밖으로 벌어지게 하며 발뒤꿈치쪽으로 압력을 주어 움직이지 않게 고정시켜 준다.

주의사항 : 몸통이 늘어난 쪽의 다리에서 신전현상이 나타나지 않게 한다.

필요사항 : 굴림통, 보조자 1명

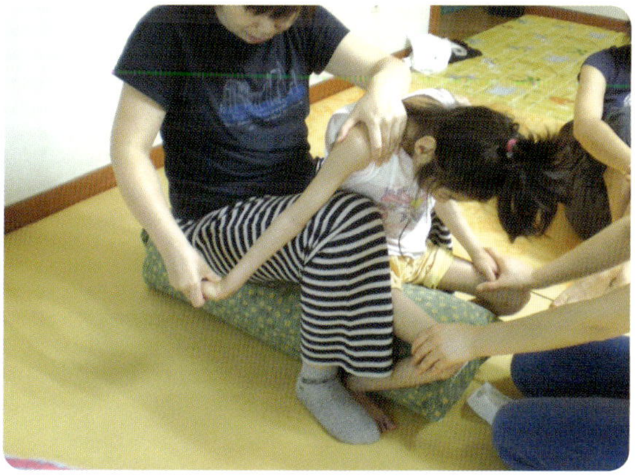

유도방법 : 1. 보호자는 굴림통 위에서 아동을 앉혀서 발을 고정시킨다.

2. 양팔을 밖으로 돌려 뒤로 잡아 주면서 허리와 몸통이 펴지게 유도한다. 이 자세는 골반과 하지에 안정성 증진을 유도할 수 있다.

3. 이때 보조자는 아동의 앞에서 양측 무릎을 조정하여 준다.

주의사항 : 다리나 몸통에서 신전현상이 일어나지 않게 주의한다.

필요사항 : 굴림통, 보조자 1명

10) 서기를 유도하기

생활연령이 정상운동 발달에서 혼자서 있을 연령(11~12개월) 이후일 경우 장애 아동의 현재 운동연령에 상관없이 서 있는 자세를 촉진시켜야 한다.

척추나 몸통이 비정상 움직임이 나타나지 않게 세워줌으로써 전체적으로 근골격계의 바른 자세와 뼈의 성장 촉진, 근육의 정상적인 움직임을 유도할 수 있다. 이 자세를 하기 전에 몸의 경직이나 비정상적인 자세를 충분히 풀어주고 자세를 유도해야 하며 아동에 따라 30분~1시간씩 실시한 후에는 다시 몸을 풀어 주어 비정상적인 움직임을 억제시켜 준다.

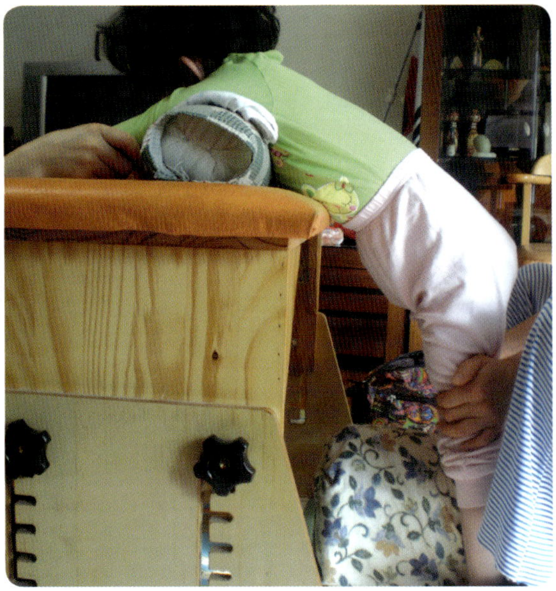

유도방법 : 1. 의자나 탁자위에 굴림통(roll)을 올리고 보조자는 아동의 팔을 쭉 펴서 잡아 준다. 이때 아동의 몸통을 굴림통에 기대어 있게 한다.

2. 아동의 다리에 굴림통(roll)을 대주고 보호자는 뒤에서 발을 고정시켜 주면서 아동의 골반이나 무릎을 잡아주어 발뒤꿈치 방향으로 힘을 주면서 양옆으로 움직여 준다.

주의사항 : 하지의 불안정으로 상지와 몸통에 비정상적인 움직임이 나타날 수 있으므로 골반과 다리에서 고정을 정확히 해준다.

필요사항 : 굴림통 2개, 보조자 1명

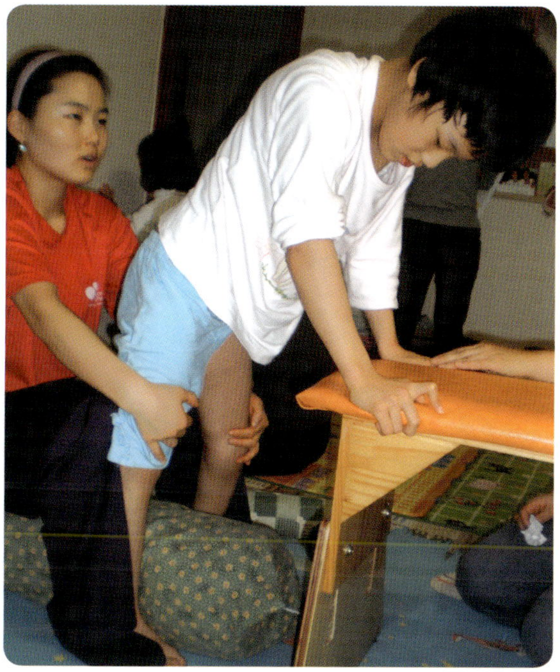

유도방법 : 1. 상지의 사용이 약간 좋은 아동은 의자나 탁자를 손으로 잡게 하고 다리에 굴림통(roll)을 대주어 서 있는 자세를 유도한다.

2. 이때 아동의 상태에 따라 아동의 손가락이나 손목이 구부러지지 않게 하며 필요에 따라 보조자는 손을 펴주면서 아동의 팔을 잡아 준다.

3. 보호자는 아동의 양발을 고정시키고 아동의 어깨와 몸통을 조정시키며 무릎이나 골반에서 앞·뒤, 옆으로 체중 지지와 체중 이동을 시켜준다.

필요사항 : 탁자, 굴림통, 보조자 1명

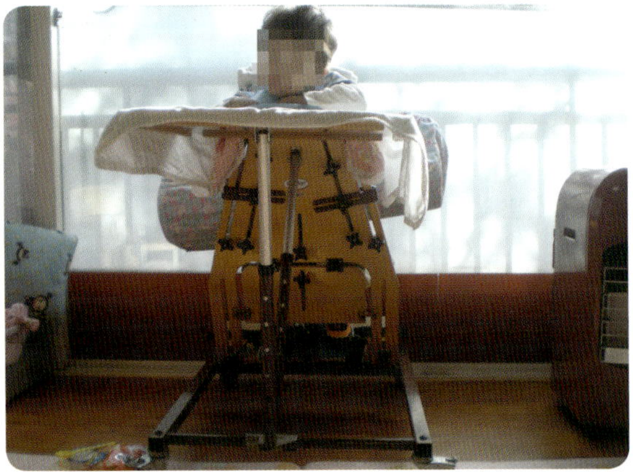

유도방법 : 1. 서 있는 기구를 이용하여 머리와 몸통, 다리를 올바르게 고정시켜 주면서 서기를 촉진시킨다.

2. 아동의 다리에서 비정상적인 자세가 나타날 때는 보조기를 착용하여 실시한다.

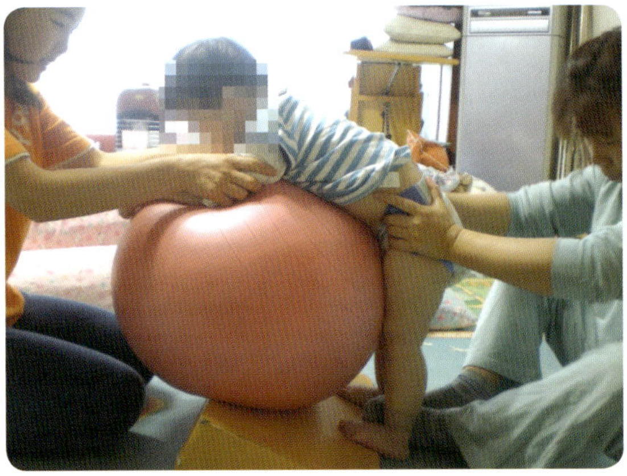

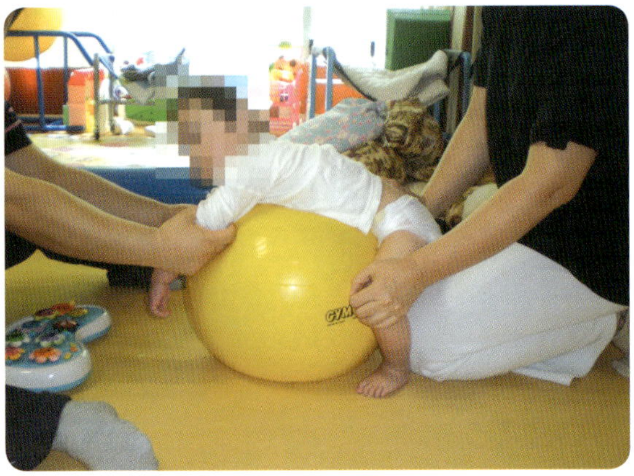

유도방법 : 1. 작은 아동에서 아동의 발을 기울기판 위에 올려 주고 공 위에 엎드리게 하면서 서기를 촉진시킨다.

2. 아동의 골반과 다리를 잡아 주며 뒤꿈치 근육이 늘어나게 하면서 체중 지지와 체중 이동을 유도한다. 이때 보조자는 아동의 앞에서 팔을 쭉 펴주어 잡아 준다.

주의사항 : 아동의 몸통과 상지가 되도록이면 공에 많이 기대지 않게 한다.

필요사항 : 보조자 1명, 공, 기울기판(wedge)

11) 걷기를 유도하기

사지마비 아동에서 걷기 자세는 경직성의 움직임을 감소시키는 운동을 충분히 훈련시킨 후 실시한다. 특히 다리나 발목에 신전(까치발), 내전(발바닥의 내측이 내려 앉는 것)이 나타날 경우 운동시작 전, 후에 다리 벌리기와 굴곡 운동 그리고 아치 모양의 발목운동을 많이 해주어야 한다. 걷기는 사지 마비 아동 중 불안정하더라도 몸통 조절이 가능한 네발기기 단계 이상이 되는 아동에서 서서히 걷기 운동을 유도한다.

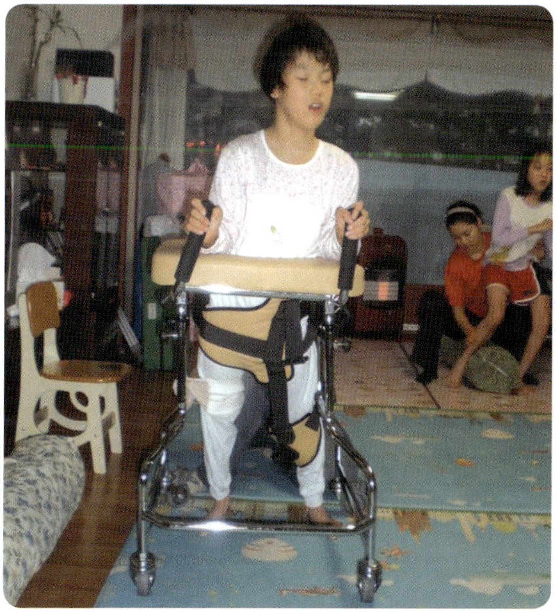

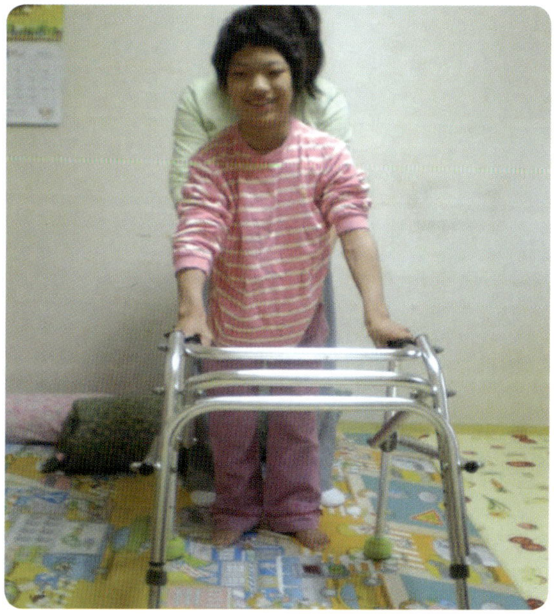

유도방법 : 1. 보행기나 워커를 이용하여 보호자는 아동의 뒤에서 다리를 조절해 주며 보조자는 앞에서 아동의 팔과 보행기를 조정해 준다.

2. 보호자는 아동의 한쪽다리를 잡아 주고 반대쪽 다리를 무릎에서 잡아 옮겨 준다. 이때 발의 아치가 있는 부분에 보호자의 발을 교대로 대주어 발이 안쪽으로 돌아가지 않게 실시한다.

주의사항 : 아동이 상지에 힘을 많이 주면 양다리가 들려 앞으로 뻗쳐 지며 교차될 수 있으므로 상지나 몸에 힘이 많이 들어가지 않게 서서히 유도한다. 보행기 사용 시 다리의 비정상 자세 억제를 위해 양쪽으로 느슨하게 다리를 묶어 주어도 된다.

필요사항 : 보행기, 워커, 보조자 1명

참고사항 : 1. 사지마비 아동의 경우 독립적인 서기나 걷기를 할 수 없어도 서는 자세나 걷는 자세를

경험시킴으로써 관절이 변형되는 것을 막고 체중을 지지하는 감각을 증진시키기 위해 필요하다.

2. 또한 서 있는 자세에서 또 다른 시각으로 여러 가지 사물이나 사람들을 바라보게 되는 것은 공간 감각이나 지각에 많은 도움이 된다.
3. 걷기 위해서만 아니라도 정상 아동들이 할 수 있는 자세를 해봄으로써 자신도 할 수 있다는 자신감을 갖게 할 수도 있다.

2. 경직형 양지마비(Spastic Diplegia)

1) 관절 늘리기

관절 늘리기는 경직형 아동에서 매우 중요합니다. 근육을 늘려주는 운동을 하지 않을 경우 아동이 움직이거나 가만히 있을 때 경련이 일어나게 되며 점차 경직이 심해져 갑니다. 나중에는 경련이 일어나지 않고 강직으로 점점 굳어져 이는 나이가 들어감에 따라 관절이 구축되는 결과를 초래하게 됩니다. 계속적인 관절 늘리기는 정상 각도 범위로 늘려 주어야 하며 처음에는 근육을 늘려주는 운동을 하고 있을 때나 하고난 후에 경련이 일어나기도 합니다. 이것은 근육이 풀어지면서 나타나는 현상이며 근육이 부드러워지면서 점차 없어집니다.

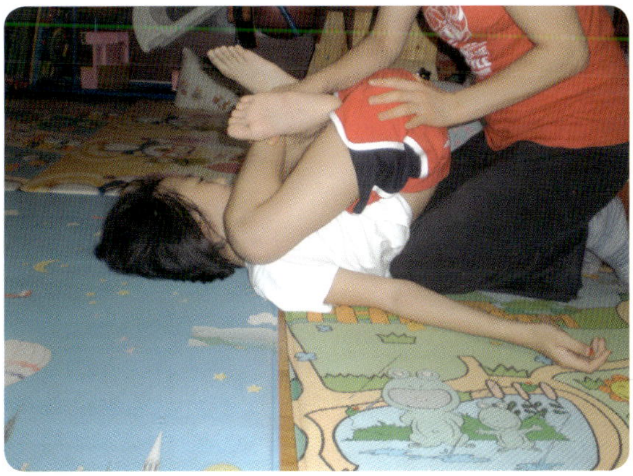

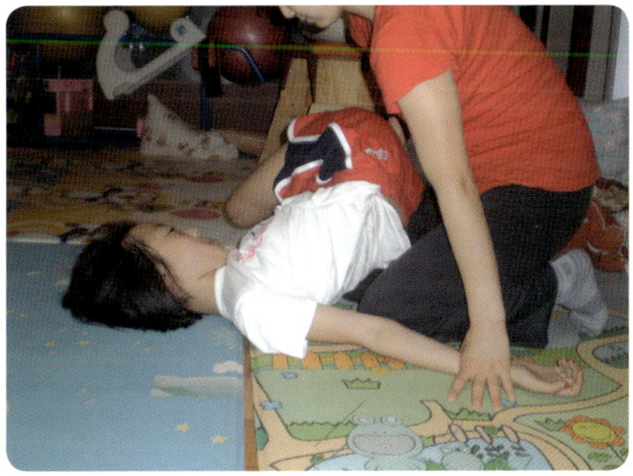

유도방법 : 1. 팔을 아동의 몸통 옆에 두게 한다.

2. 보호자는 아동의 몸통과 다리를 구부려서 척추의 굴곡과 회전 근육을 늘려 준다. 이때 아동의 양팔이 움직여지지 않게 고정시켜 준다.

주의사항 : 하지에 신전현상이 나타날 때는 다리를 마름모 형태로 구부려 실시한다.

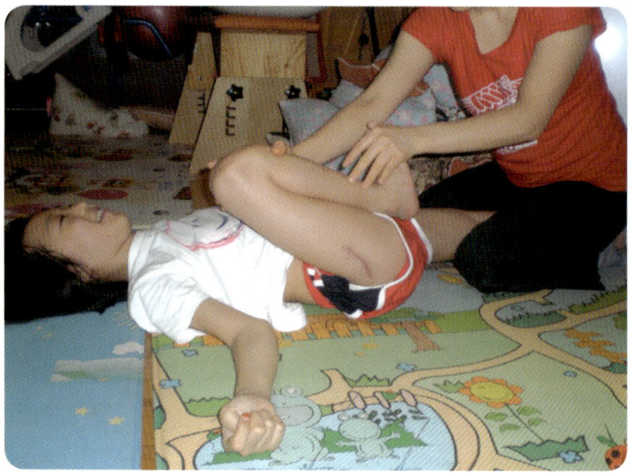

유도방법 : 1. 보호자는 한쪽 다리를 고정시켜 주고 반대쪽 다리를 몸통쪽으로 구부려 준다.

2. 양측을 교대로 실시한다.

주의사항 : 고정된 쪽 다리가 안으로 내회전되지 않게 잡아 준다.

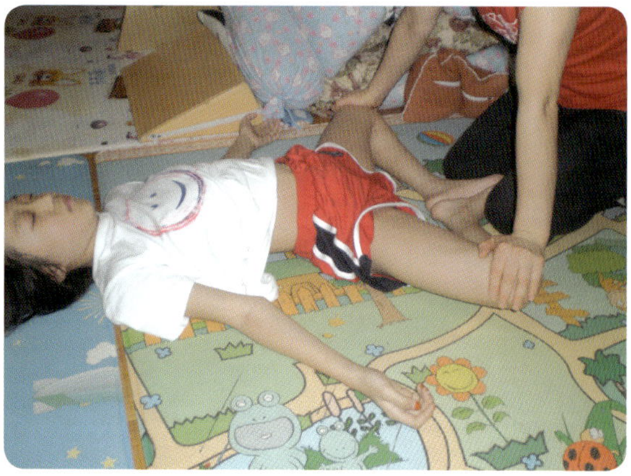

유도방법 : 1. 누운 자세에서 보호자는 아동의 몸통과 골반을 정렬해 준다.

2. 아동의 양다리를 마름모 모양으로 하여 서서히 부드럽게 늘려 준다.

주의사항 : 너무 강하거나 갑자기 늘리게 되면 아동이 머리를 뒤로 젖히거나 몸통을 위로 들어 올리므로 이 방법을 유도할 때 아동의 반응을 관찰하면서 서서히 실시한다.

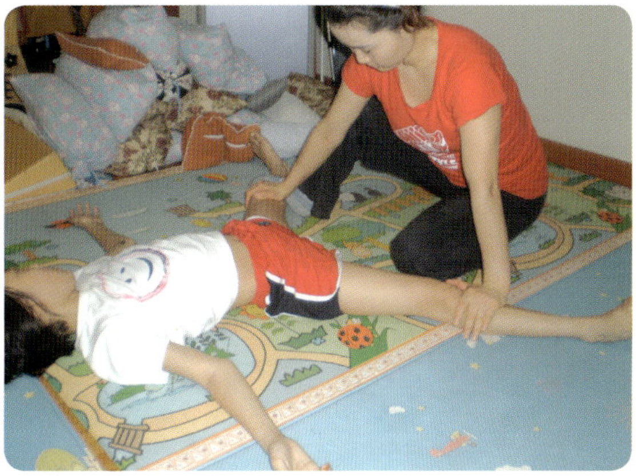

유도방법 : 1. 아동의 골반을 바르게 정렬하고 양다리를 한쪽씩 서서히 벌려 주면서 발목도 굴곡시킨다.
2. 이때 아동의 다리가 내회전되지 않게 정확히 고정한다.

주의사항 : 아동의 머리나 몸통에서 비정상적인 자세가 나타나면 다시 각도를 줄여서 비정상 자세가 나타나지 않게 서서히 시도한다.

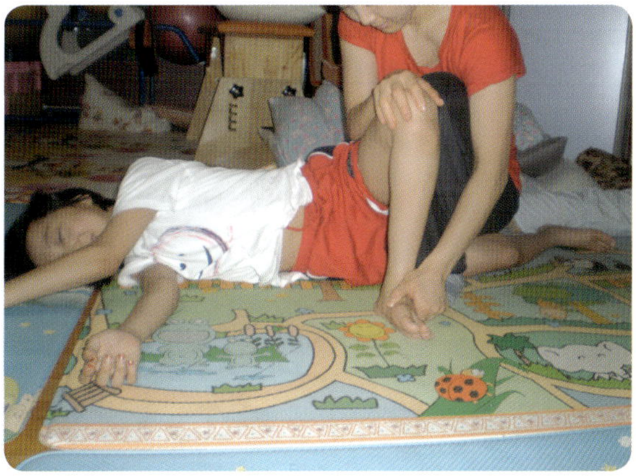

유도방법 : 1. 옆으로 누운 자세에서 아래쪽 다리의 고관절은 신전, 무릎은 90° 구부려 주고 위쪽 다리의 고관절과 무릎은 90° 굴곡시켜 주면서 발뒤꿈치와 발바닥의 외측부에 체중 지지를 유도한다.
2. 양측을 교대로 실시한다.

주의사항 : 다리에 경직이 심한 아동은 고관절과 무릎의 각도를 조절하면서 비정상 자세가 나타나지 않는 범위에서 실시한다.

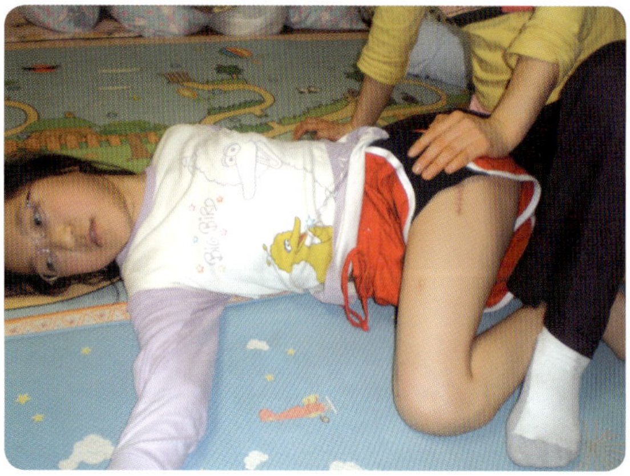
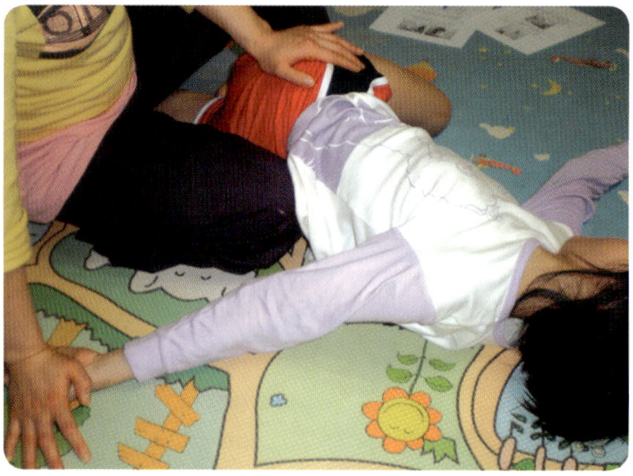

유도방법 : 1. 아동은 옆으로 누운 자세에서 아래쪽 다리는 고관절 신전, 무릎은 90° 구부려 주고 위쪽 다리는 몸통쪽으로 구부려 고정시킨다.

2. 위쪽 팔을 뒤로 신전시키고 위쪽 골반은 앞쪽으로 서서히 밀어주면서 몸통이 회전되는 것을 유도한다.

주의사항 : 아동의 다리에서 신전되지 않도록 관찰한다.

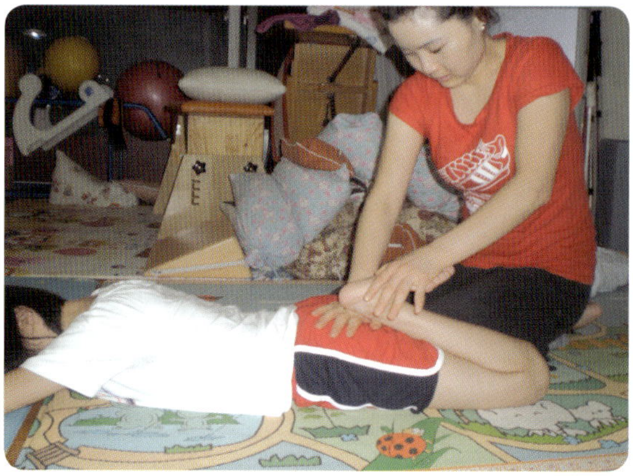

유도방법 : 1. 엎드려 누운 자세에서 골반을 바르게 정렬한 후 한손으로 골반을 고정한다.

2. 한쪽 다리는 펴서 고정시켜 주고 반대쪽 다리의 무릎과 발목을 구부려 주어 근육을 늘려 주며 양다리의 분리운동을 시킨다. 이때 발뒤꿈치를 두드려 주어 감각 자극을 증진시킨다.

주의사항 : 아동의 엉덩이가 들리지 않게 고정한다.

2) 앉은 자세 유지 및 균형 훈련

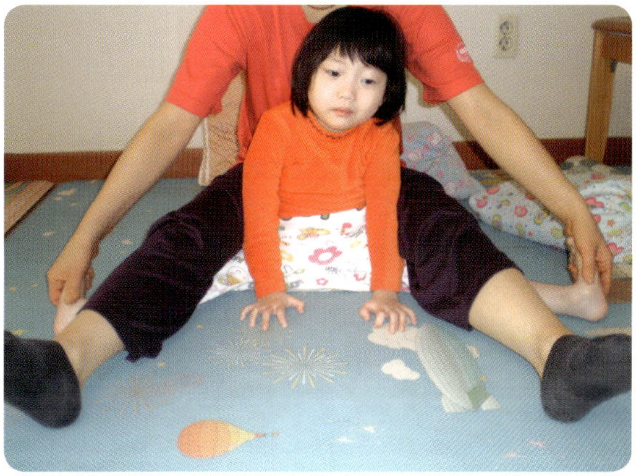

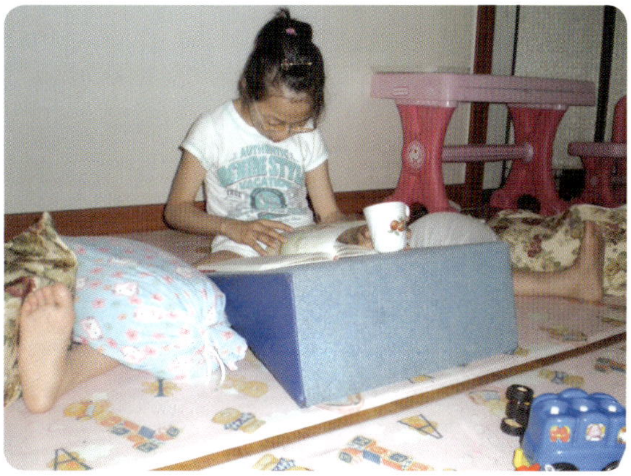

유도방법 : 1. 보호자의 앞에 아동을 앉히고 아동의 양다리를 서서히 벌려 주며 아동의 몸통과 골반에 정렬을 위하여 가끔씩 몸통을 약간 들어 올려 준다.

2. 이때 보호자의 다리로 아동의 양측 다리를 고정시켜 주며 양손으로 아동의 발목을 구부려 준다.
3. 이 자세를 아동의 상태에 따라 30분~1시간 정도 유지한다.
4. 쌀주머니를 이용하여 다리와 발을 고정시켜 주어도 된다.

주의사항 : 아동이 엉덩이를 들어 뒤로 물러가지 않게 주의를 준다.

필요사항 : 놀이 도구, 쌀주머니

참고사항 : 쌀주머니 만드는 법은 사지 마비의 앉은 자세 편에서 참고한다.

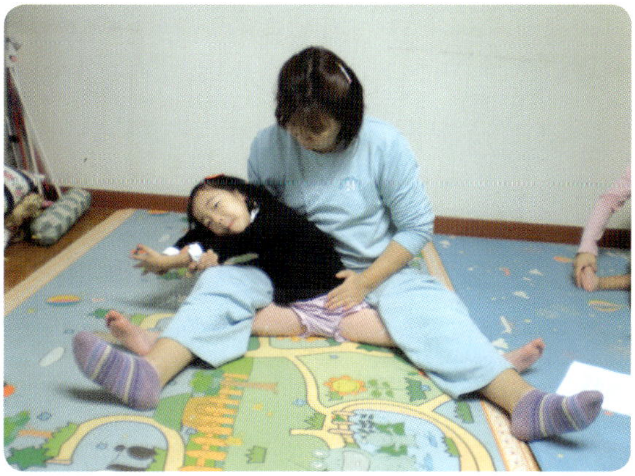

유도방법 : 1. 보호자의 앞에 아동을 앉히고 아동의 다리를 고정시켜 주며 몸통을 회전시켜 근육을

늘려 준다.

2. 양측을 교대로 실시한다.

주의사항 : 허리를 회전하는 쪽의 반대쪽 다리가 들리지 않게 고정하여야 한다.

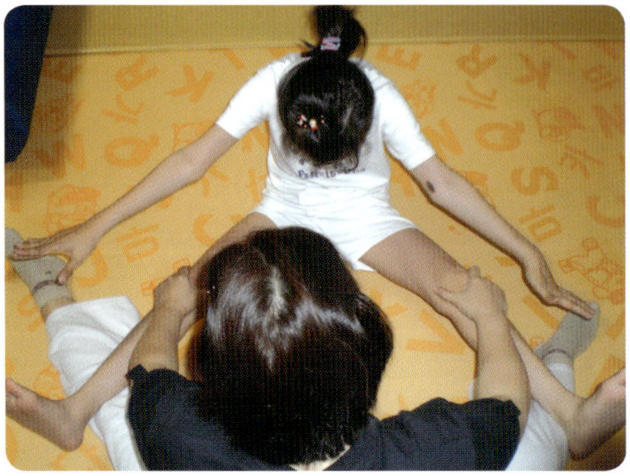

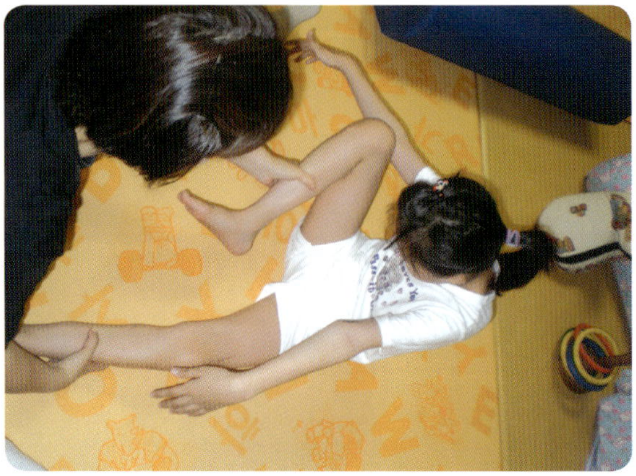

유도방법 : 1. 보호자는 아동의 앞에 앉아서 아동의 양다리를 잡고 교대로 서서히 구부리고 펴주어 앉은 자세에서 균형을 유지하게 한다.

2. 또한 이 자세에서 아동의 양다리를 벌려서 잡아 주며 양옆으로 움직여 주어 체중 이동과 균형을 유지하게 한다.

주의사항 : 1. 아동의 다리를 너무 많이 올려서 균형을 깨뜨리지 않도록 주의한다.

2. 이 자세는 몸통과 골반에 안정성이 떨어지며 경직이 심한 아동에서는 앉은 자세 유지 훈련 후에 좁은 범위에서 서서히 움직여 준다.

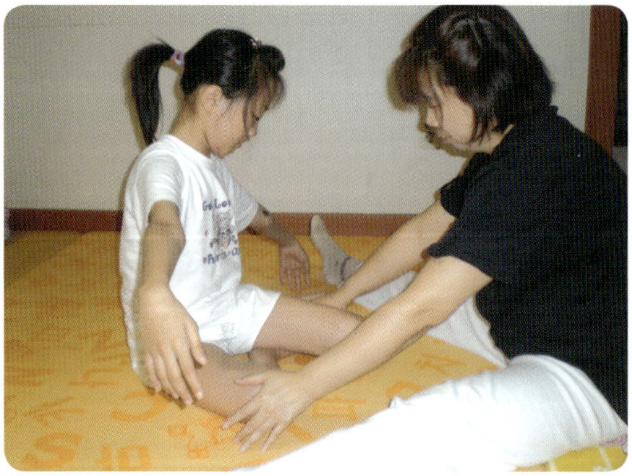

유도방법 : 1. 보호자는 아동의 양다리를 구부려 한쪽으로 기울여 주면서 옆으로 앉은 자세를 취하게 한다.

2. 이때 기울이는 쪽으로 넘어지지 않으려고 균형을 유지하게 된다.

주의사항 : 아동의 다리가 신전되지 않도록 잡아 준다.

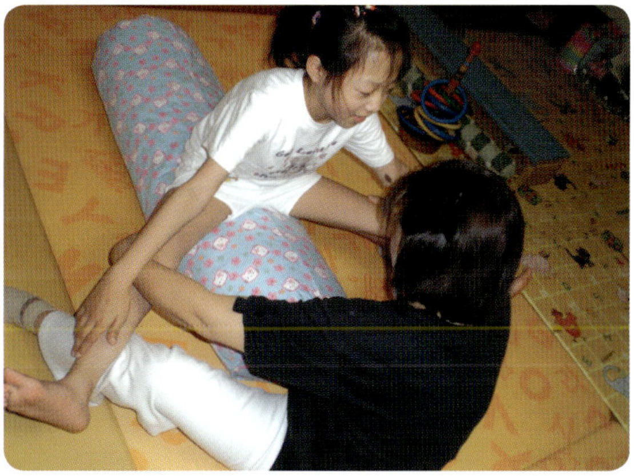

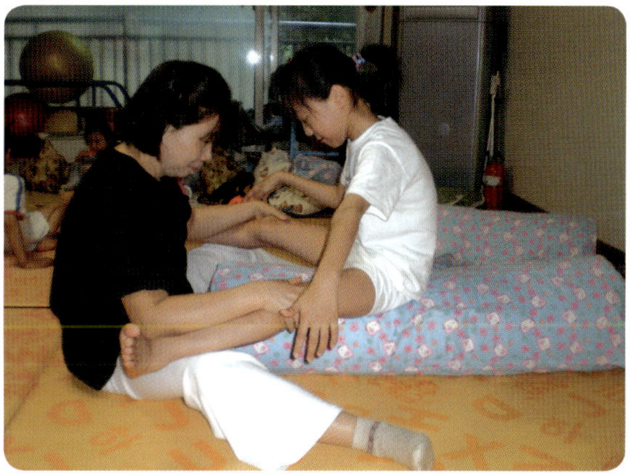

유도방법 : 1. 움직이는 기구 위에서 아동을 앉혀 놓고 아동의 다리를 벌려서 위·아래로 움직여 준다.

2. 이때 다리가 바깥쪽으로 회전되게 하여 벌려 준다.

3. 공위에 아동을 앉혀서 앞·뒤, 양옆으로 움직여 준다.

주의사항 : 비정상 자세가 많이 나타나거나 아동이 불안정해 하면 낮은 단계에서부터 다시 실시한다.

필요사항 : 공, 굴림통(roll)

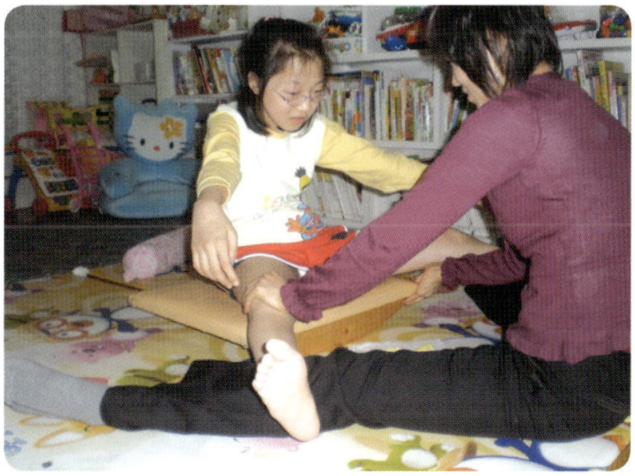

유도방법 : 1. 균형판 위에서 아동을 앉게 하고 균형판을 움직여 준다.

2. 비정상 자세가 나타나지 않게 서서히 균형판을 조정하여 준다.

주의사항 : 다리에서 경직이 심하게 나타나면 중지한다.

필요사항 : 균형판

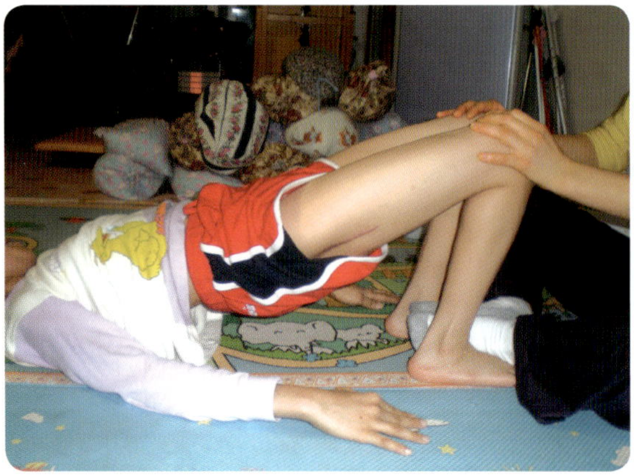

유도방법 : 1. 아동을 누운 자세에서 다리를 90°세우고 뒤꿈치가 닿게 한다.

2. 이때 보호자는 무릎에서 바닥 쪽으로 자극을 주면서 엉덩이를 들어 올리게 한다.

3. 보호자의 다른 손으로 엉덩이 밑을 자극하며 들어 올리도록 유도한다. 이때 척추와 골반이 쭉 펴지게 한다.

주의사항 : 다리와 발목이 신전되지 않도록 주의 깊게 관찰한다.

3) 네발기기 자세에서 일어서기

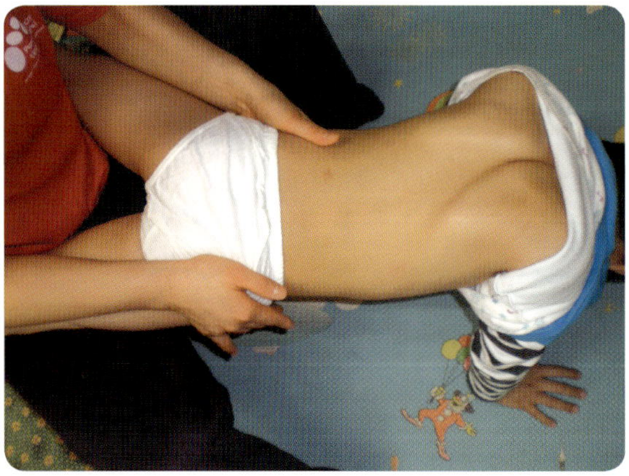

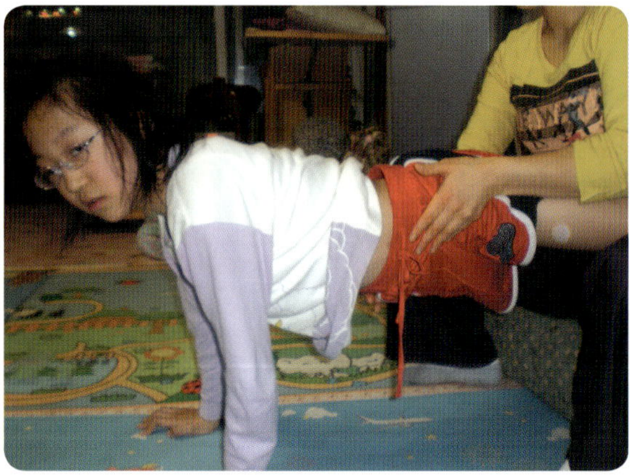

유도방법 : 1. 아동은 팔을 지지하고 엎드리게 한다.

2. 아동의 다리를 벌려서 보호자의 다리 위에 올려 놓고 아동의 골반을 잡아 몸통과 일직

선이 되게 정렬하며 골반에 회전을 도와준다. 이때 골반이 내려가 있는 쪽을 위쪽으로, 반대쪽 골반을 아래쪽으로 회전시켜 준다.

3. 2번 자세를 취해주면 아동은 골반이 올려진 쪽으로 얼굴을 돌리며 몸통이 얼굴쪽으로 오목하게 휘어지게 된다. 이러한 현상을 척추 측만증 교정에 이용한다.
4. 큰 아동일 경우 굴림통을 사용하여 실시하고 작은 아동일 경우 무릎을 구부리고 앉아서 한다.

주의사항 : 아동이 팔을 구부리거나 앞으로 넘어지지 않도록 조절한다.

필요사항 : 굴림통(roll)

참고사항 : 뇌병변이나 발달장애 아동에서 나타나는 척추 측만증은 아동의 머리 방향과 많은 관련이 있다. 만약 아동이 머리를 주로 오른쪽으로 많이 향하고 있다면, 이로 인해 척추는 왼쪽으로 휘어지며 오른쪽은 오목하게(concave) 들어가게 되고 왼쪽은 볼록하게(convex) 나오게 된다. 이로 인하여 오른쪽 골반이 위로 올라오고 왼쪽은 아래로 내려가 있게 된다. 하지에서는 오른쪽 다리가 굴곡하게 되고 왼쪽은 신전, 내회전되어 발목이 안쪽으로 돌아가며 까치발이 오른쪽에 비해 두드러지게 나타나게 된다. 그러므로 머리와 척추의 자세를 바르게 정렬해 주면 척추의 측만증을 교정해 주며 골반의 탈구나 아탈구와 하지의 비대칭적 뻗침을 예방할 수 있다.

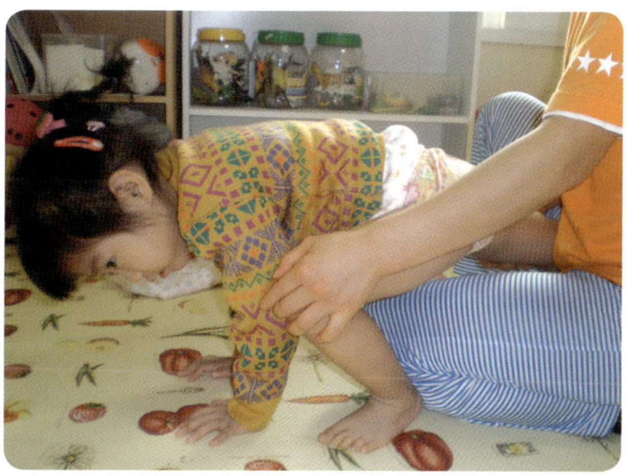

유도방법 : 1. 손바닥을 지지하여 엎드려 네발기기 자세를 취하도록 한다.

2. 보호자는 아동의 한쪽 다리를 구부려 발바닥으로 지지하도록 한다. 이때 발은 아치 모양이 생기게 하며 고정시킨다.
3. 반대쪽 다리를 펴서 몸통과 수평이 되게 들어 주면서 다리 사이를 늘려 준다.
4. 양측 교대로 실시한다.

주의사항 : 이 동작을 할 때 만약 펴준 다리에서 경련이 일어날 때는 경련이 멈출 때까지 그 자세를 고정하여 유지시키고 고관절이나 무릎에서 굴곡이 나타나면 동작을 작은 범위로 줄여 준다.

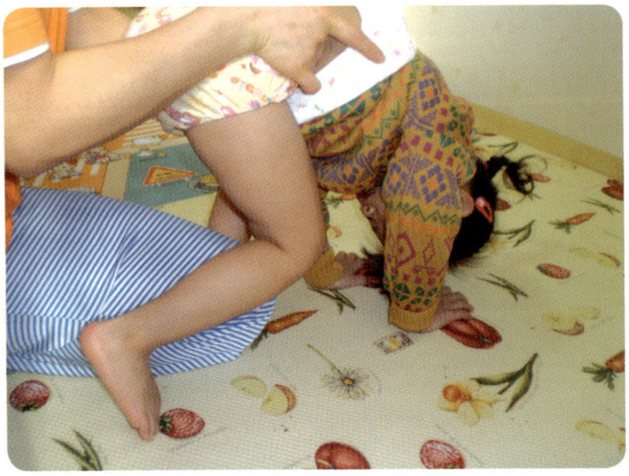

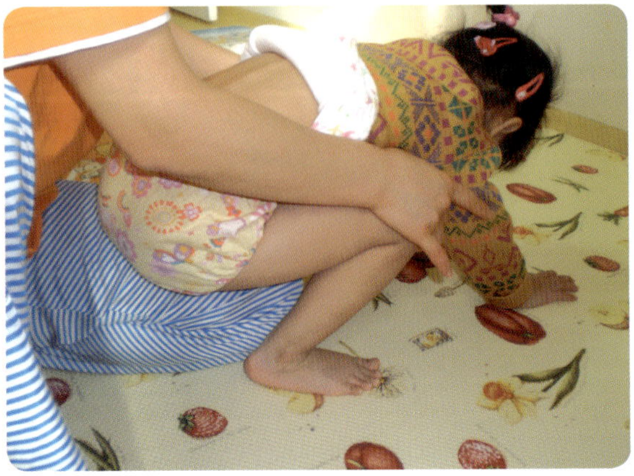

유도방법 : 1. 네발기기 자세에서 아동의 한쪽 다리는 발바닥으로 지지하게 하고 반대쪽 다리의 발바닥 지지를 유도하기 위하여 골반을 위쪽으로 들어 올려 준다. 골반을 들어 올려줌으로써 다리가 앞으로 나오게 되며 발바닥으로 지지하기를 기다린다.

2. 아동 스스로 자세를 취할 때 비정상 자세가 나타나게 되면 보호자가 다리를 조정해 준다. 이때 무릎이 안쪽으로 들어가지 않게 무릎을 잡아 바깥쪽, 발뒤꿈치쪽으로 눌러 준다.

3. 양측을 교대로 실시한다.

주의사항 : 아동의 골반을 들어 주어 발바닥 지지를 유도할 때 다리가 안으로 들어가거나 뻗치는 현상이 있는지 관찰한다.

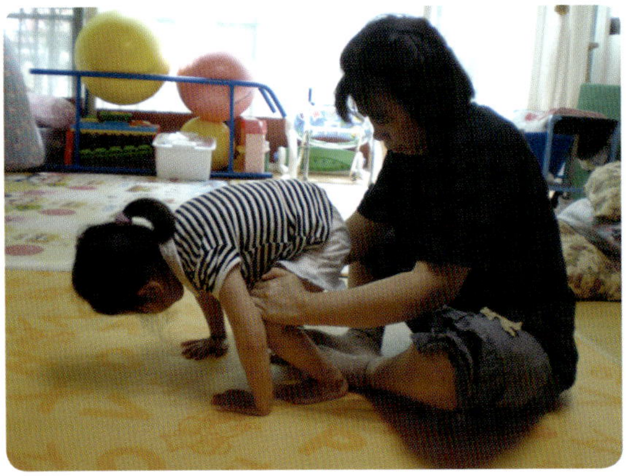

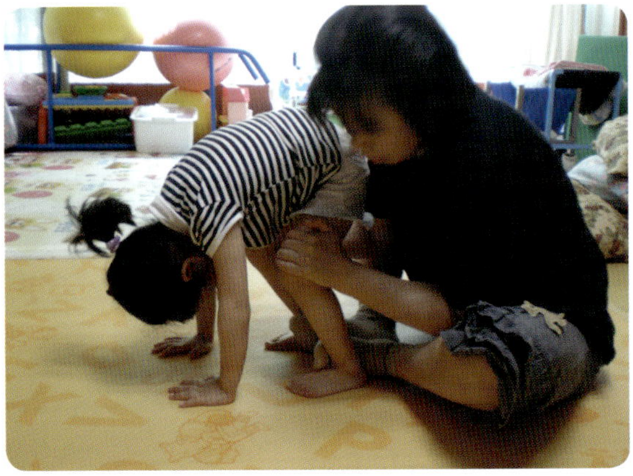

유도방법 : 1. 손을 지지하여 쪼그려 앉기 자세를 취한다.

2. 아동의 양쪽 발바닥 안쪽을 치료사의 발로 고정하여 아치가 형성되게 한다.

3. 아동의 무릎을 잡아 바깥쪽으로 발뒤꿈치쪽으로 힘을 주면서 엉덩이를 내리고 올리게 하여 쪼그려 앉은 자세에서 엉덩이 들기를 훈련시킨다.

4. 아동의 상태에 따라 발 사이에 작은 굴림통을 끼워 주면서 고정시킨다.

주의사항 : 1. 아동의 발과 팔 사이가 가까울수록 다리의 근력이 증가되므로 아동의 상태를 관찰하며 조절하여 준다.

2. 굴림통의 사이즈가 작을수록 다리의 근력이 증가된다.

필요사항 : 작은 굴림통(발바닥과 발목 정도의 사이즈)

참고사항 : 무릎이 뒤로 휘어진 아동은 무릎이 약간 구부러진 상태까지 엉덩이를 올리게 하고 무릎이 구부러진 상태로 있는 아동은 무릎이 쭉 펴진 자세까지 엉덩이를 들어 올리도록 한다.

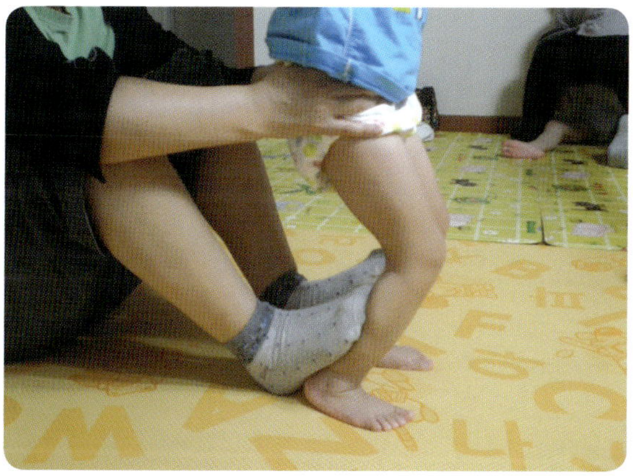

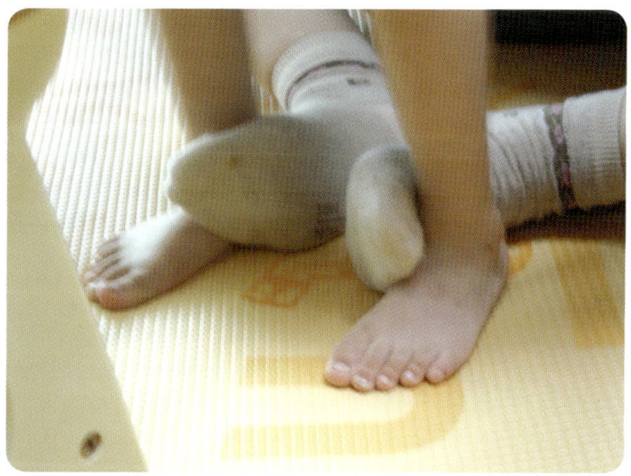

4) 몸통과 하지의 근력 증가 및 회전 운동

유도방법 : 1. 서 있는 자세에서 하지에 신전현상이 강하며 무릎이 뒤로 휘어지는 아동은 양쪽 무릎을 구부린 자세로 유지하게 한다.

2. 이때 보호자는 아동의 발 안쪽을 아치가 생기게 교정해 주며 아동의 골반에서 무릎이 신전되지 않도록 발뒤꿈치 방향으로 눌러 주며 무릎을 구부린 자세를 취하게 한다.

3. 때에 따라 아동의 발 사이에 작은 굴림통을 대주거나, 기울기판을 사용하여 유도하기도 한다.

필요사항 : 작은 굴림통(roll), 기울기판(wedge)

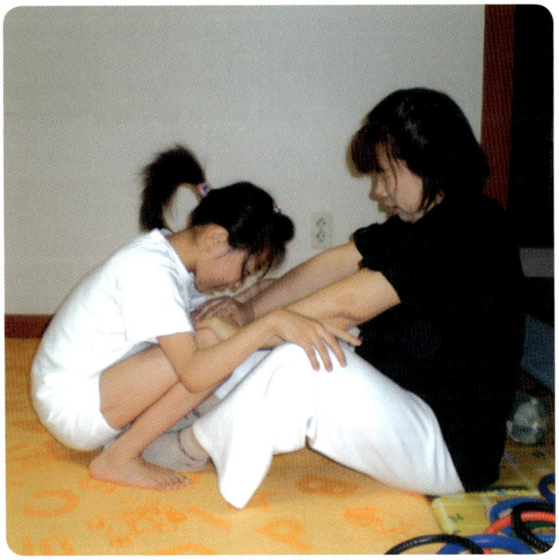 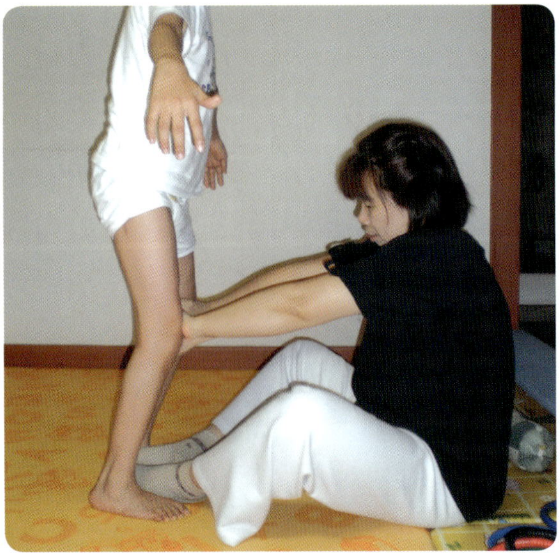

유도방법 : 1. 서 있는 자세에서 아동의 골반이나 무릎을 잡아 주어 쪼그려 앉은 자세로 유도하며 다시 일어서기를 반복한다.

2. 이때 보호자는 최소한의 도움을 주어야 하며 스스로 동작이 일어나게 해야 한다.
3. 일어나기가 어려워 도움이 필요할 때는 발 사이에 적당한 굴림통이나, 쿠션을 대준다.
4. 점차 훈련을 통하여 아동이 쉽게 일어서기를 하면 쪼그려 앉는 높이를 조정한다. 하지의 근력이 증가되면 아동 스스로 무릎을 잡고 실시하며 나중에는 혼자 하도록 한다.

주의사항 : 무릎이나 발목에서 비정상 자세가 나오지 않게 한다.

필요사항 : 굴림통, 쿠션

참고사항 : 이러한 동작을 실시할 때는 운동 전 근육 이완 운동을 충분히 시킨 후 실시해야 비정상적인 자세가 조절되며, 또한 운동 후 다시 근육이완 운동을 해줌으로써 동작을 하는 동안 나타났던 비정상적인 움직임을 줄일 수 있다. 이러한 지속적인 근육이완 운동과 근력강화 훈련의 반복은 점차 비정상 움직임이나 자세가 조절되어 올바른 자세로 바뀌어 가게 된다.

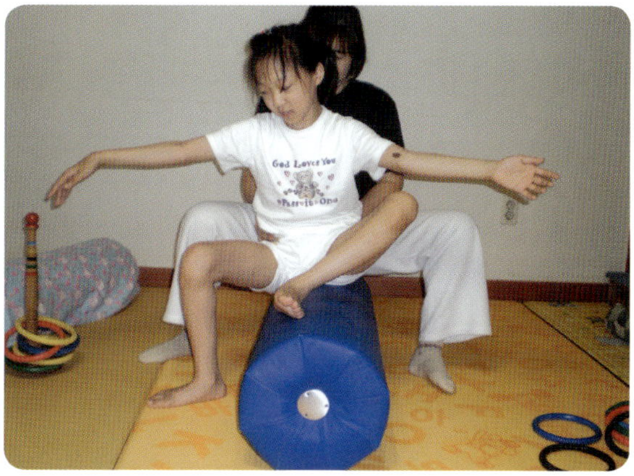
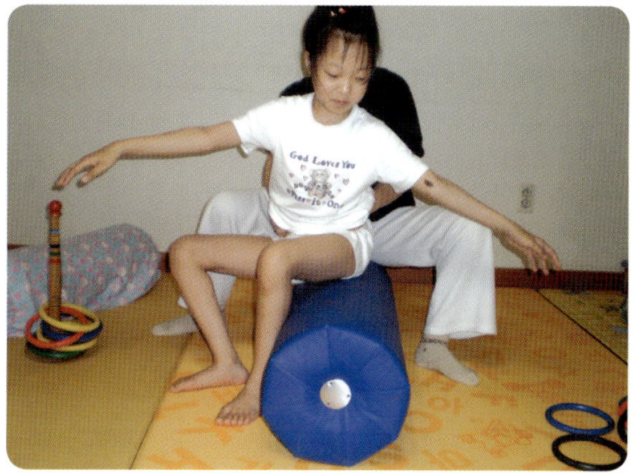

유도방법 : 1. 아동을 굴림통 위에 앉히고 한쪽 다리를 바닥에 지지하고 반대쪽 다리로 굴림통을 넘어가게 한다.

2. 보호자는 뒤에 앉아 필요하면 아동의 골반과 무릎을 고정시켜 준다. 이 자세로 인해 몸통과 다리의 체중 이동과 균형조절 능력을 배우게 된다.

주의사항 : 지지한쪽 무릎이 안으로 돌아가지 않도록 한다.

필요사항 : 굴림통

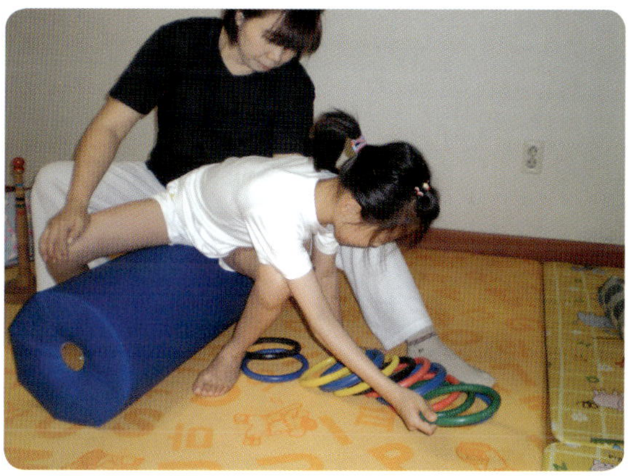
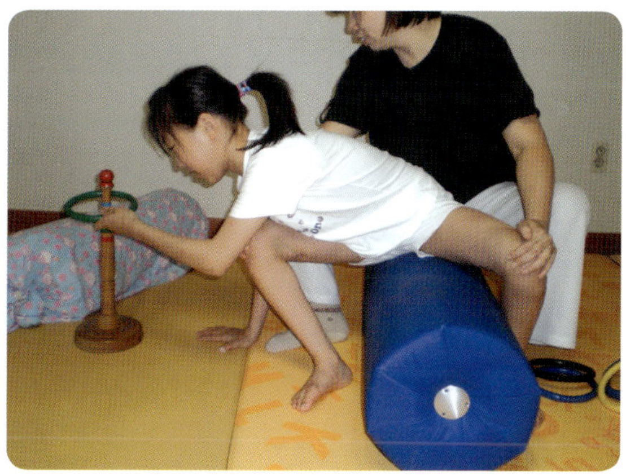

유도방법 : 1. 아동을 굴림통 위에 앉히고 보호자는 아동의 골반이나 무릎을 잡아 주며 아동이 고리를 잡아 몸통을 회전하여 반대측에 끼우게 한다.

2. 이때 양측 무릎은 밖으로 돌려지며 발의 외측이 지지되게 조절하도록 하면서 몸통을 최대한 늘려서 회전되게 한다.

주의사항 : 몸통이 돌려진 쪽 반대쪽에서 다리가 신전, 내전되지 않도록 한다.

필요사항 : 굴림통, 고리 끼우기

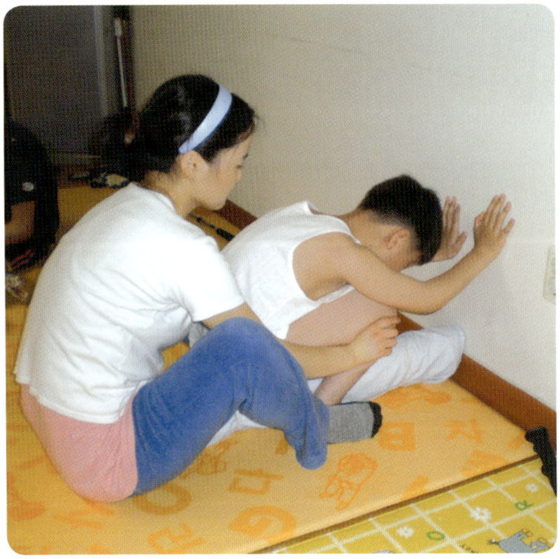
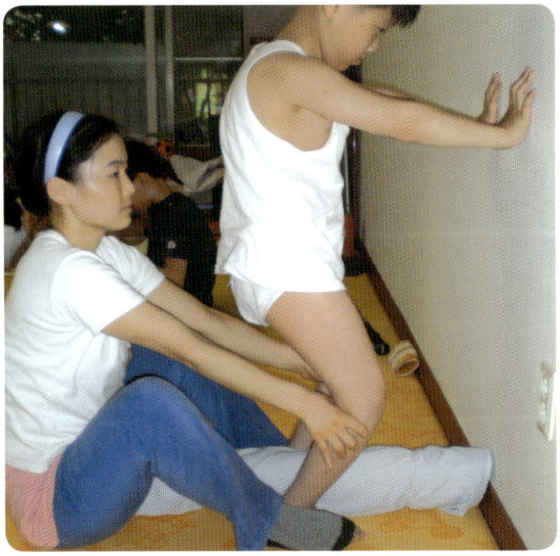

유도방법 : 1. 몸통과 하지에 신전현상과 조절능력이 떨어지는 아동을 위해 벽을 잡고 일어나기를 시킨다.

2. 처음 시작 시 아동의 머리 위치와 골반, 몸통의 자세를 바르게 조정하게 한다.

3. 보호자는 아동의 무릎을 잡아 준다.
무릎에 신전현상이 있는 아동은 무릎 뒤에서 눌러 주면서 실시하고 무릎에 굴곡현상이 있는 아동은 무릎 앞에서 조정해주며 실시한다. 이때 보호자의 발로 아동의 발을 고정해주며 움직이지 않게 한다.

4. 아동에 따라 처음에는 20~30회 정도 실시하고 점차 근력이 증가되면 횟수를 증가시킨다. 비정상적인 움직임을 교정해 주기 위해 10회 정도마다 자세를 조정해준다.

5. 필요에 따라 굴림통이나 쿠션을 대주어 실시한다.

주의사항 : 아동 스스로 일어나 앉기를 유도하며 근력 증가 시 비정상 자세가 나타나지 않도록 적절한 도움을 준다.

필요사항 : 굴림통, 쿠션

5) 반 무릎 자세에서 일어서기

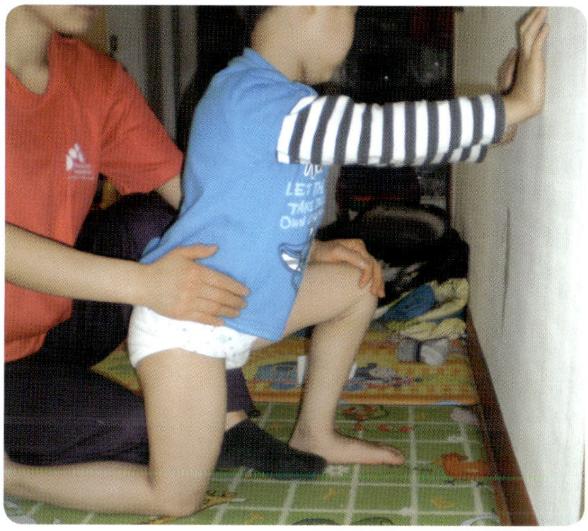

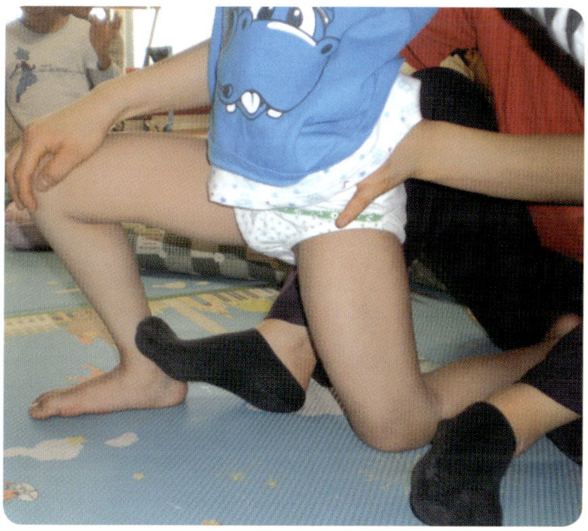

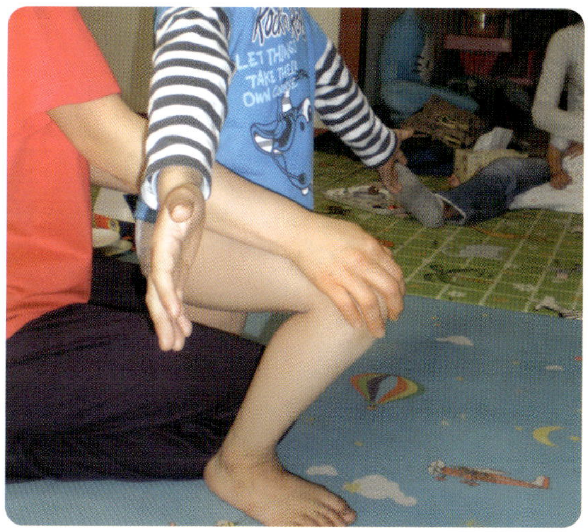

유도방법 : 1. 아동은 상지에 힘이 가지 않게 굴림통이나 탁자에 손을 대고(단, 모서리를 잡지 않게 한다) 무릎서기 자세를 하게 하여 골반과 다리를 조정해 주며 반무릎 서기 자세를 취해 준다. 아동의 몸통 조절 능력이 좋은 경우는 벽에서 실시하거나 혼자서 자세를 유지하도록 하게 한다.

2. 이 자세에서 발과 무릎에 체중 지지와 체중 이동이 되도록 움직여 준다.

3. 반무릎 세우기가 잘 안되는 쪽을 더 많이 해준다.

보통 몸통이 볼록(convex)한 쪽에서 반무릎 서기 자세가 어렵게 나타난다.

주의사항 : 상지에 힘이 들어가지 않게 하고 무릎이나 발이 안쪽으로 들어가지 않게 보호자가 조정해준다.

필요사항 : 굴림통, 탁자

참고사항 : 아동이 머리를 주로 오른쪽으로 향하면 몸통의 오른쪽이 오목하게 되며 왼쪽은 볼록하게 되면서 하지에서는 오른쪽 다리의 굴곡 현상이 나타나고 왼쪽에서는 신전, 내전, 까치발 현상이 나타난다. 이때는 자세 지도 시 머리를 왼쪽으로 향하게 하여 전체적으로 자세를 조절하게 한다.

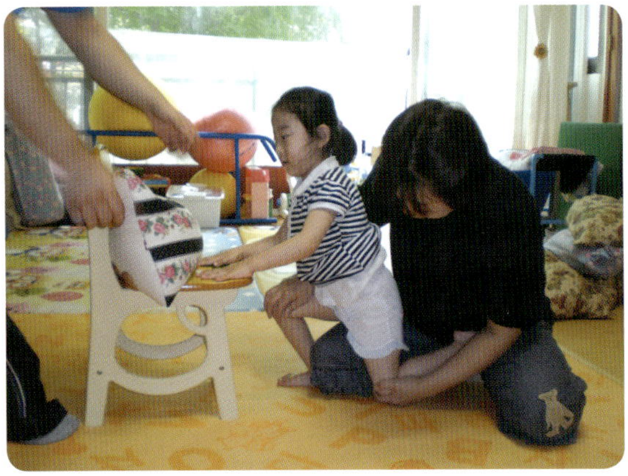

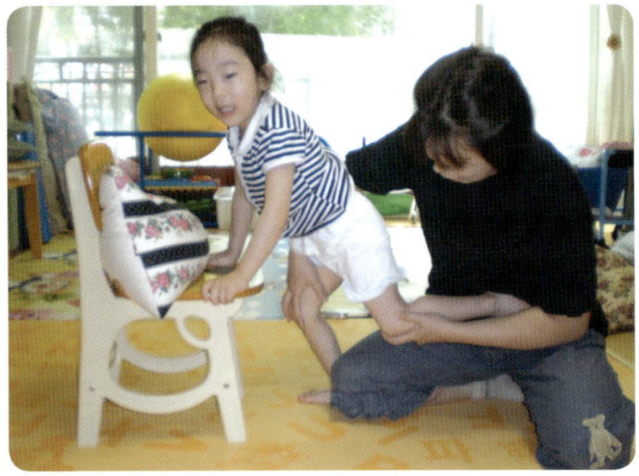

유도방법 : 1. 탁자나 의자에서 반무릎 서기 자세를 취하게 하여 보호자의 발이나 무릎으로 아동의 발을 고정해 주고 한쪽 손으로는 다리를 세운 쪽 무릎을 바깥쪽으로, 뒤꿈치 방향으로 잡아주면서 다른 한손은 무릎 지지된 쪽을 잡아 주어 일어서기를 유도한다.

2. 이때 일어나는 쪽 고관절은 신전시켜 주고 반대쪽 무릎은 구부려 주어 신전현상이 나타나지 않게 한다.

3. 양측을 교대로 실시하는데 잘 안되는 쪽을 더 많이 실시한다.

주의사항 : 일어설 때 상지에 힘이 많이 가지 않도록 한다.

필요사항 : 탁자

참고사항 : 1. 위의 자세는 아동의 비정상 자세가 점차 적게 나타나거나 다리의 근력이 증가되면 잡고 일어나는 높이를 조절하거나 벽에서 실시하도록 한다.

2. 일어서려는 쪽의 무릎만 잡아 주고 혼자 일어나게 시도할 수 있다.

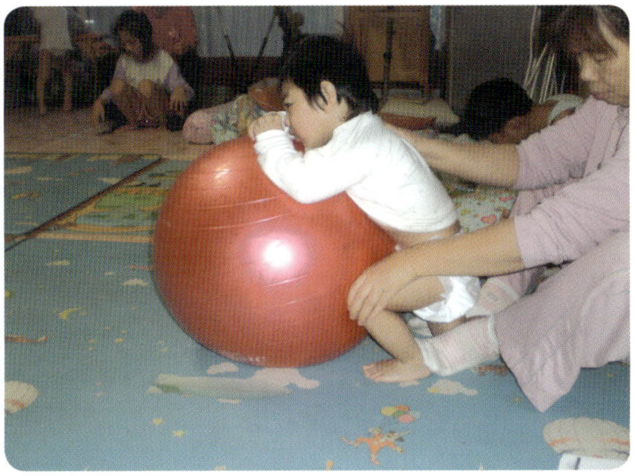 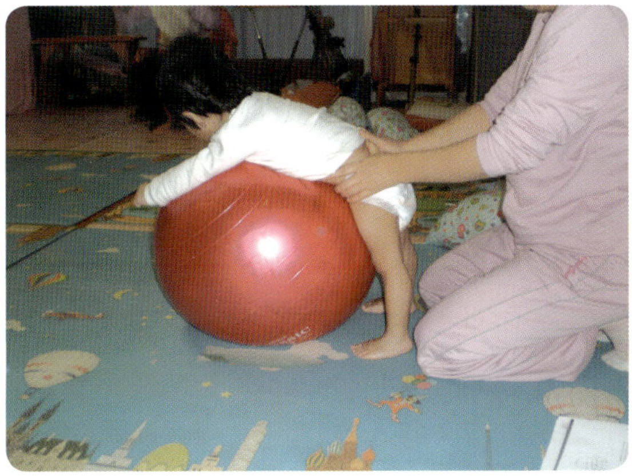

유도방법 : 작은 아동이거나 운동 시 협조가 안되는 아동의 경우 유도방법

1. 아동의 앞에 공을 두고 상지와 몸통을 기대어 무릎서기 자세를 하게 해준다.
2. 이 자세에서 무릎에 체중 지지와 체중 이동을 해주면서 반무릎 서기를 유도한다. 보호자는 아동의 골반과 무릎을 잡아 준다. 이때 아동의 발바닥이 아치 형태로 지지되게 해준다.
3. 위의 자세에서 발을 지지하고 일어서도록 촉진한다.
4. 보조자는 앞에서 공이 움직이지 않게 잡아 준다.

주의사항 : 엉덩이를 뒤로 빼지 않게 잘 조절해주며 상지나 몸통에 힘이 많이 가지 않도록 한다.

필요사항 : 보조자 1명, 공

6) 의자에서 일어나기

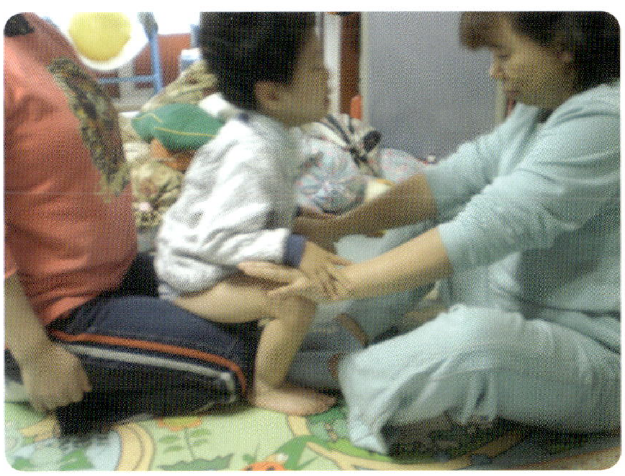 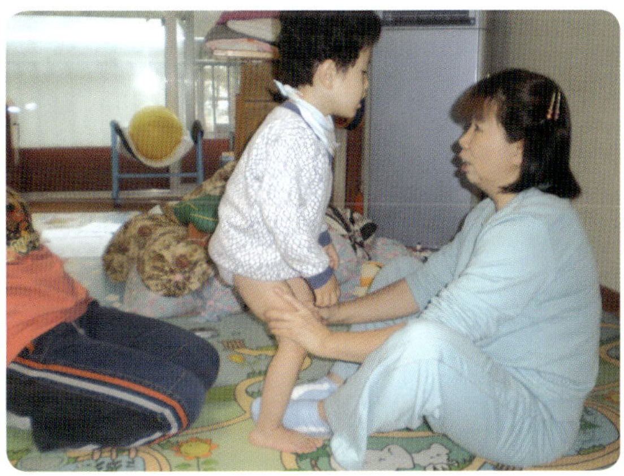

유도방법 : 1. 아동을 보조자의 무릎 위나 딱딱하지 않은 의자에 아동의 발이 바닥에 닿게 하여 앉힌다.

2. 보호자는 아동의 발을 고정시키고 무릎을 약간 바깥쪽, 발의 뒤꿈치쪽으로 눌러 주면서 몸을 앞으로 숙이며 일어나기를 유도한다.

주의사항 : 의자가 높으면 아동에게 신전 현상이 일어나 뒤로 젖혀질 수 있으므로 유의한다.

필요사항 : 의자, 보조자 1명

7) 서 있는 자세 및 균형 유지

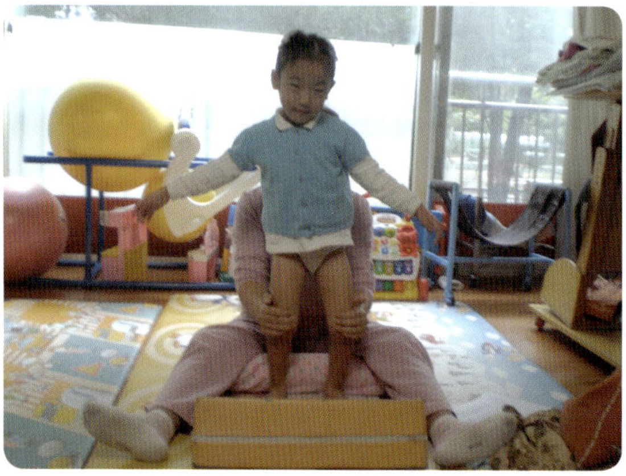

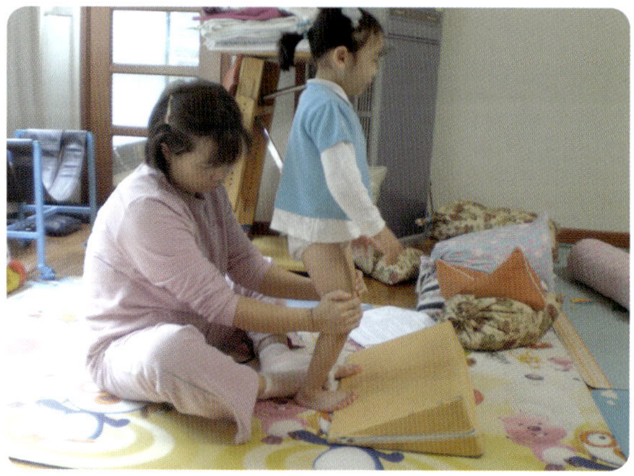

유도방법 : 1. 아동을 기울어진 판에 세워서 발 뒤쪽 근육이 늘어나게 하며 보호자의 발로 아치를 만들어 주고 골반이나 무릎에서 조절해 준다.

2. 무릎이 뒤로 휘어지는 아동은 약간 구부려 준다.

3. 어린 아동인 경우 앞에 공을 대주거나 보조자에게 몸통을 기대도록 하여 유도할 수 있다.

주의사항 : 공을 사용할 경우 최대한 상지에 힘이 들어가지 않게 한다.

필요사항 : 기울기판(wedge), 공

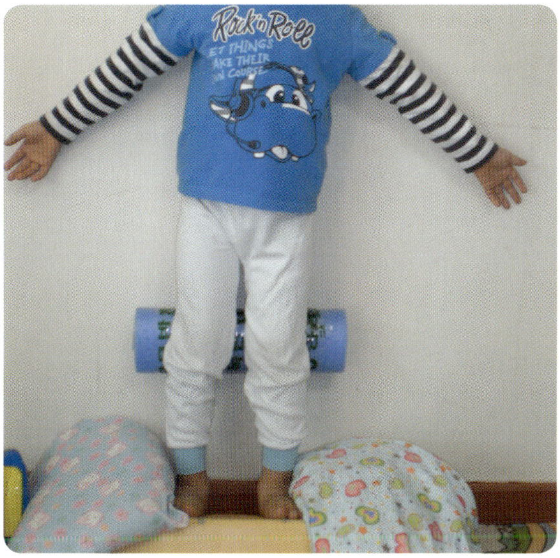 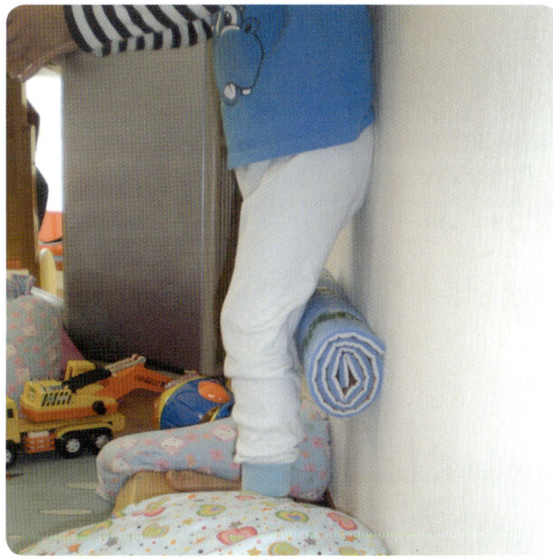

유도방법 : 1. 벽에서 아동을 기울기판 위에 바르게 세운다.
2. 아동의 무릎이 뒤로 휘어지는 경우 무릎 뒤에 수건이나 둥글게 말은 작은 굴림통을 대준다.
3. 이때 아동이 불안정해 하면 다리 양쪽에 쌀주머니로 고정해주어 하지가 안정되게 한다.
4. 앞에 탁자를 놓고 놀이를 하게 한다.

주의사항 : 1. 양지 마비 아동의 경우 상지와 몸통 조절이 가능하기 때문에 하지에서의 비정상적인 자세가 나타나지 않도록 조정해주며 되도록 최소한의 보조를 해주어 스스로 설 수 있게 한다. 그러므로써 아동 스스로 다리를 조절할 수 있도록 해야 한다. 세우는 기구(standing table)와 같은 몸통과 다리를 완전히 고정시키는 것은 좋지 않다.
2. 앞에 탁자를 놓아 줄 경우 되도록 상지와 몸통에 힘이 주어지지 않게 한다.

필요사항 : 기울기판(wedge), 탁자, 쌀주머니

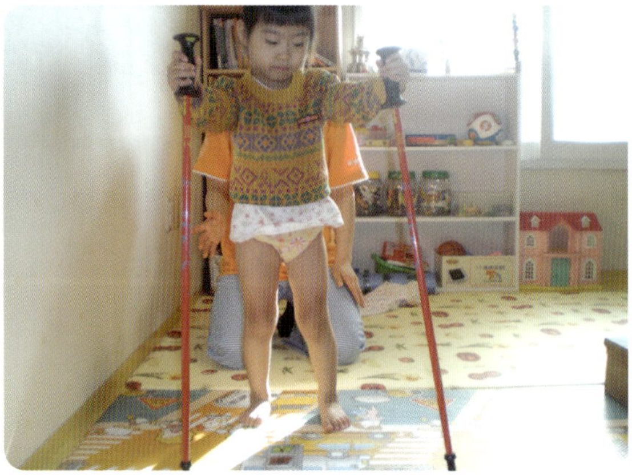

유도방법 : 1. 양옆으로 지팡이를 잡게 하고 아동을 서게 한다.
2. 이때 보호자는 아동의 뒤에서 발과 골반을 조절해주며 자세 유지와 체중 이동을 유도한다.
3. 자세 유지나 균형이 어려운 아동은 지팡이를 앞에 놓고 하며 점차 옆쪽으로 지팡이를 옮기게 한다.

주의사항 : 아동의 손에 힘이 들어가지 않게 한다. 다리와 몸통 조절이 좋아지면 손에 힘을 덜 주게 된다.

필요사항 : 지팡이 2개

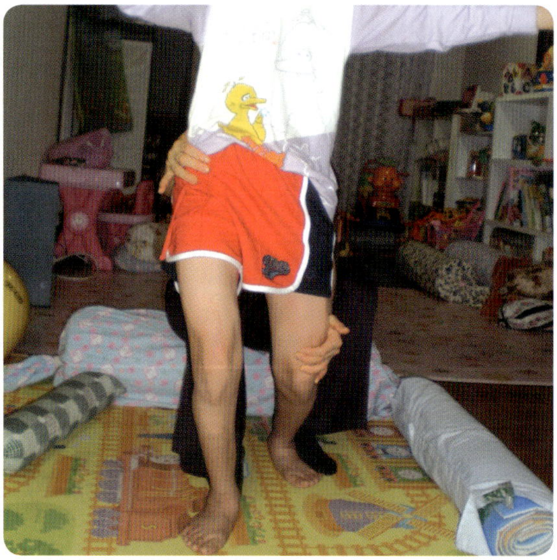

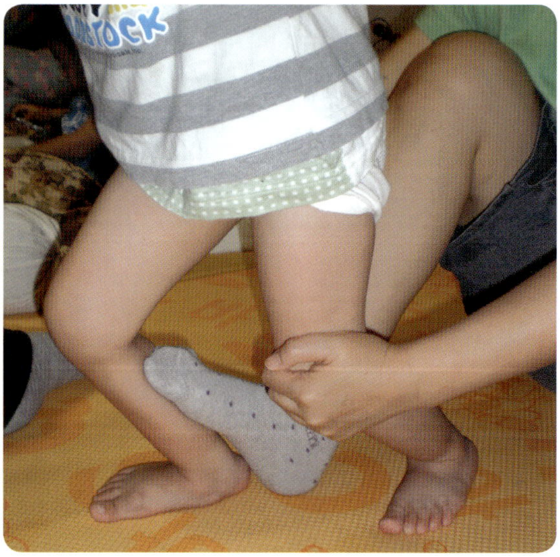

유도방법 : 1. 아동의 다리를 엇갈리게 하여 앞·뒤로 체중을 이동시킨다.

2. 보호자의 한손으로 앞쪽 무릎이나 골반을 잡고 다른 한손으로는 뒤쪽 무릎을 잡아 주어 아동의 무릎을 구부리게 하면서 앞으로 체중이 가도록 밀어 준다.
3. 뒤쪽 다리로 체중을 이동할 때 보호자는 뒤쪽 무릎을 구부려 주며 앞쪽에서는 뒤꿈치가 지지되는 반응을 유도시킨다. 이때 체중은 뒤쪽 다리에 있게 한다.

주의사항 : 비정상 자세가 나타나지 않게 하며 위의 자세가 어려울 때는 골반이나 허벅지에서 조절해 준다.

8) 걷기를 유도하기

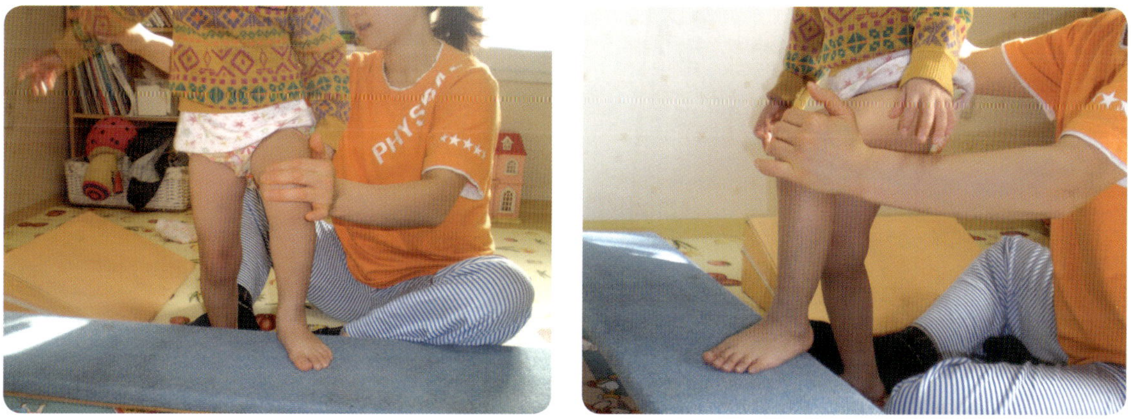

유도방법 : 1. 움직이지 않는 발판 위에 아동의 한쪽 다리를 올리게 하여 반대쪽 다리에 체중 지지를 유도한다.
2. 올린 쪽 무릎이 바깥쪽으로 벌어지게 잡아 준다.
3. 바닥에 지지하는 쪽 다리는 무릎을 약간 구부려 주며 발은 아치를 형성하도록 해준다.
4. 굴림통을 이용하면 체중 이동을 더욱 활성화할 수 있다.

주의사항 : 아동이 발판에 올린 쪽 발에 힘이 가지 않도록 주의한다.

필요사항 : 발판, 굴림통

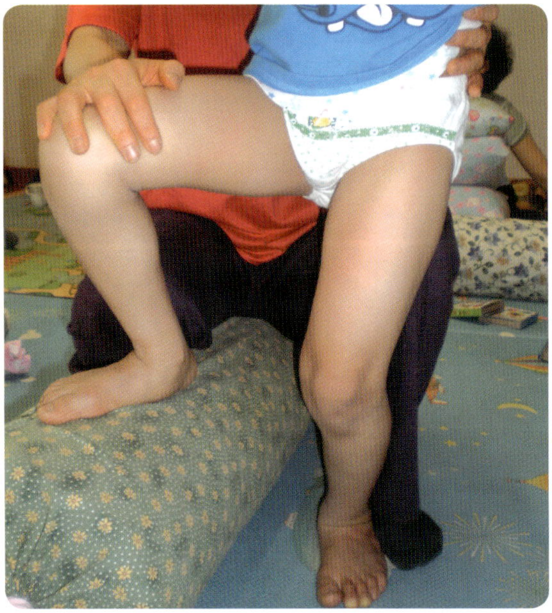 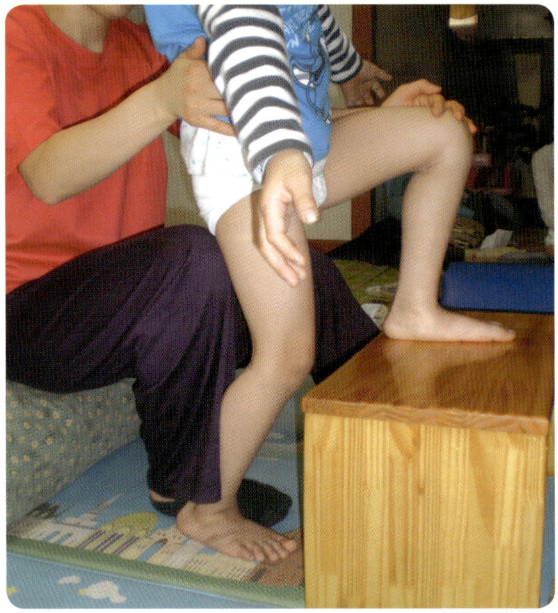

유도방법 : 1. 무릎 정도까지 오는 굴림통에 아동의 다리를 옆에서 올리게 하고 반대쪽 다리의 체중 지지를 유도한다.

2. 굴림통을 조금씩 움직여 준다.

3. 보호자는 뒤에서 한손은 올린쪽 무릎을 조정해 주고 다른 손은 지지쪽 골반을 잡아 준다.

4. 아동이 점점 잘하게 되면 굴림통이나 탁자를 앞에다 놓고 하며 아동이 앞으로 다리를 올리게 한다.

주의사항 : 지지쪽 다리가 무너지지 않게 한다.

필요사항 : 굴림통, 탁자

참고사항 : 1. 경직형 양지마비에서 아동이 아직 독립적인 서기나 걷기를 할 수 없는 경우에도 관절이 변형되지 않게 하고, 서기나 걷기의 감각을 느끼게 하기 위해 지팡이나 목발, 워커를 이용해서라도 서기나 걷기 기능을 증진시켜야 한다.

2. 아동의 자세가 조금 안좋더라도 서기 운동을 하기 전에 근육 이완 운동이나 정상적인 자세 운동을 시킨 후 서기나 걷기 운동을 하게 하며 운동 후에는 다시 근육이완 운동을 함으로써 점차 비정상적인 자세가 교정된다.

3. 운동 전이나 후에 관절이완 운동이나 비정상 자세 억제 훈련을 하고 난 후에는 아동의 서기나 걷기 훈련 시 보조기를 신고 운동하지 않아야 한다. 보조기를 신고할 경우 아동이 보조기에 의지하여 근력이나 균형 감각이 떨어지기 때문이다. 보조기는 야외 활동이나 보호자의 지도하에 예비 운동을 시켜줄 수 없을 때 착용하는 것이 좋다.

4. 아동이 성장하면서 보호자에게 의지하지 않도록 되도록이면 기구를 이용해서라도 스스로 할 수 있는 자세와 동작을 훈련시키는 것이 중요하다.

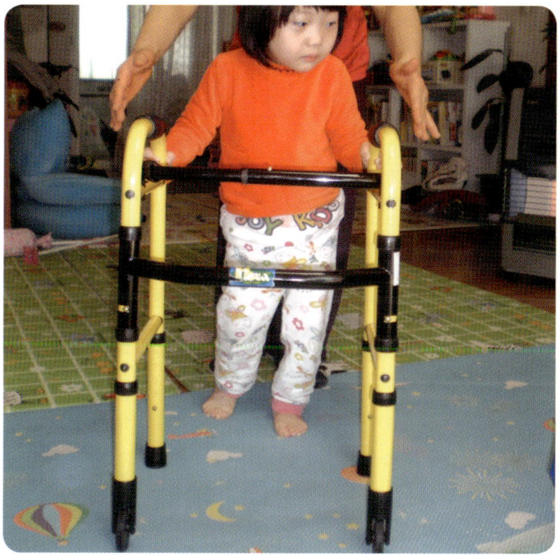

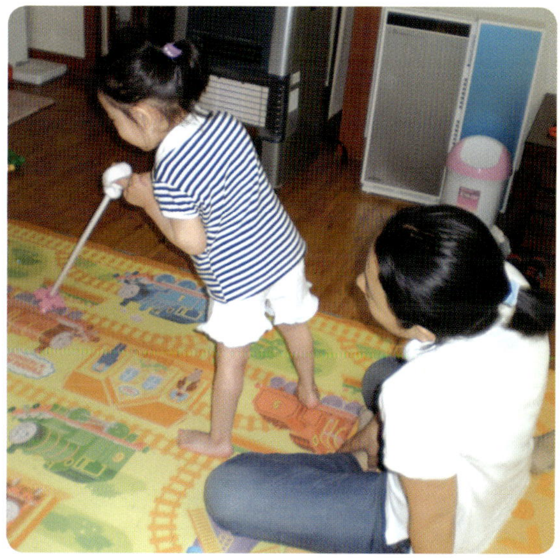

유도방법 : 1. 아동이 붙잡고 설 수 있으며 체중 이동이 조금씩 가능하면 처음에는 워커를 잡고 걷도록 훈련시킨다.

2. 아동이 워커를 이용하여 균형을 잘 잡고 근력이 조절되면 다음 단계로 지팡이를 이용하여 서 있는 자세에서 균형 훈련 후 지팡이와 다리를 교대로 움직이게 하며 걷도록 훈련시킨다.

3. 지팡이 2개로 안정된 보행을 하게 되면 지팡이 1개를 사용하여 걷도록 훈련시키는데, 처음에는 손의 사용이 자유로운 쪽으로 잡게 하고 점차 자세가 좋아지면 손의 사용이 좀 더 어려운 쪽으로 지팡이를 잡고 걷도록 훈련시킨다.

4. 지팡이를 잡고 걷는 자세가 안정되면 보조를 줄이는 방법으로 막대기나 고리, 끈 등을 잡게 하고 보호자가 조절해 주며 점차 걷기를 유도한다.

주의사항 : 아동이 뒤로 넘어질 수 있으므로 보호자는 뒤에서 아동을 보호해주며 실시한다.

필요사항 : 워커(가벼운 것), 지팡이, 보행기, 막대기나 고리, 끈 등

참고사항 : 워커는 아동의 상태에 따라 선택되어야 한다. 무거운 워커는 상지와 몸통에 힘이 많이 들어가기 때문에 다리에 신전현상을 증가시킬 수 있으므로 몸통과 하지 근력 조절과 균형 훈련을 충분히 시킨 후 되도록이면 가벼운 워커로 보호자가 약간씩 조절해주며 유도해야 한다.

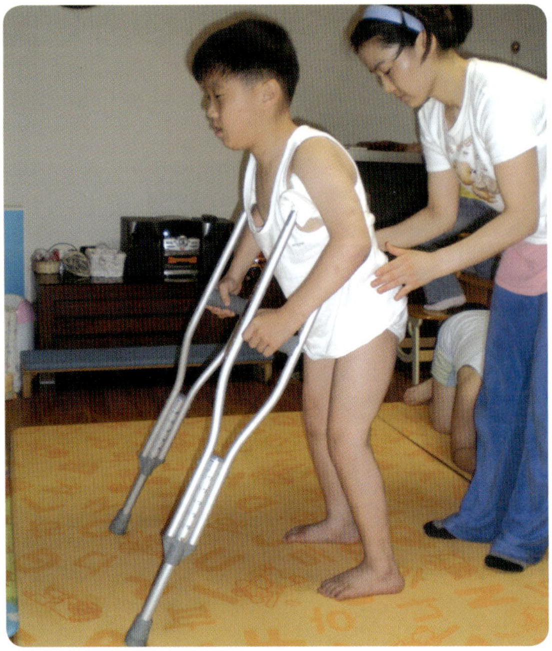

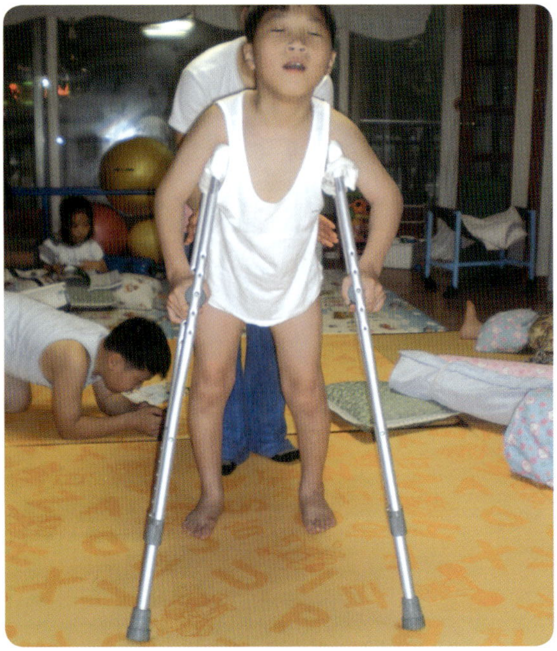

유도방법 : 목발 잡고 걷기

1. 양지 마비 아동 중 몸통과 다리가 많이 불안정한 아동일 경우 목발을 이용하여 서기, 걷기 운동을 실시한다.
2. 상지와 몸통에 약간 힘이 들어가더라도 스스로 균형을 유지할 수 있게 하고 목발을 잡고 도움 없이 걷도록 해야 한다.
3. 걷기 운동 후에는 상지와 몸통의 이완 운동을 실시하므로써 비정상적인 자세를 억제한다.
4. 점차 몸통과 하지의 안정성이 증가하면 양측에 지팡이를 잡게 하며 유도한다.

주의사항 : 상지에 힘이 너무 많이 들어가지 않게 목발의 사이즈를 아동에 맞추어야 한다.

필요사항 : 목발

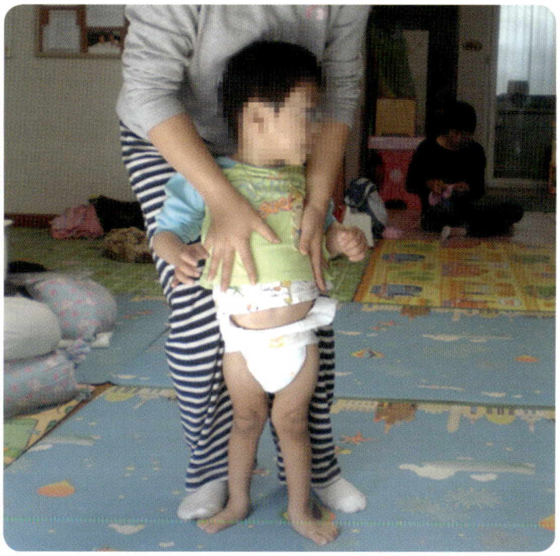 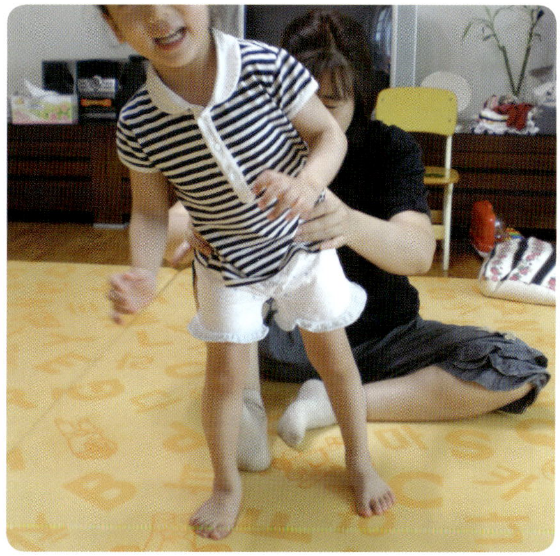

유도방법 : 1. 아동의 뒤에 서서 가슴과 복부 부위에 보호자의 두손을 대주고 아동의 체중을 이동시킨다.

2. 지지된 쪽의 몸통이 앞으로 나가게 하고 움직이는 쪽 몸통은 뒤쪽으로 가게 하면서 허리의 회전과 점차 자동적으로 발이 나아가게 유도한다. 이때 움직이는 쪽 다리를 보호자의 다리로 가볍게 밀어 준다.

3. 어깨의 움직임도 같이 일어나 팔이 대각선 형태로 교대로 나아가게 된다.

4. 점차 팔이나 어깨를 잡아 주며, 양손, 한손을 잡아 주면서 스스로 조절할 수 있도록 유도한다.

5. 하지의 안정성이 점차 증가되면 벽을 잡고 걷기, 물건 주위를 돌면서 걷기, 난간을 잡고 계단 오르기를 유도한다.

주의사항 : 무릎이 뒤로 휘어져서 걷는 아동은 보호자가 골반이나 무릎에서 조절을 해주어 무릎을 구부리고 걷도록 해준다.

필요사항 : 걷기 훈련에 필요한 여러 가지 기구

9) 균형 반응 발달을 유도하기

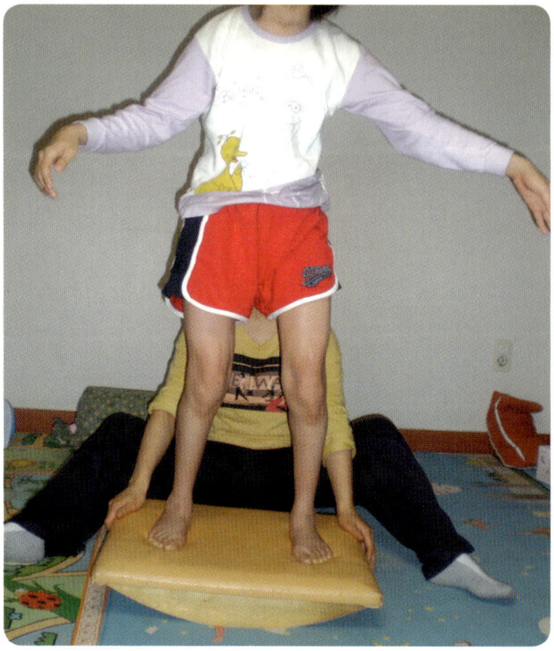

유도방법 : 1. 처음에는 균형판 밑에 보호자의 양다리를 대어 주거나 쌀주머니를 양옆에 받쳐주어서 균형판이 너무 많이 흔들리지 않게 하면서 아동을 균형판 위에 세운다.

2. 조금씩 흔들리도록 조정해 주면서 균형을 유지하게 한다.

3. 점차 균형을 잘 잡게 되면 고정시켰던 것을 제거한다.

4. 양옆으로 균형판을 서서히 움직여 준다.

5. 아동을 옆으로 세워서 서 있게 한 후 앞·뒤로 서서히 움직여 준다.

주의사항 : 아동이 균형을 잃고 넘어지지 않게 조금씩 유도한다.

필요사항 : 균형판

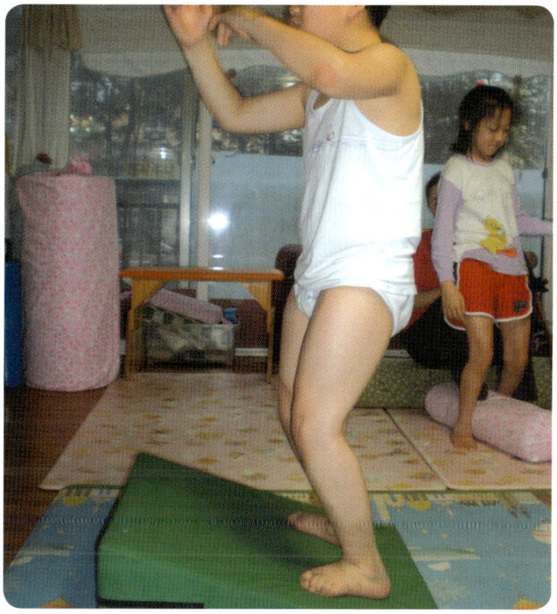

유도방법 : 경사진 판에서 훈련하기

1. 아동에게 경사진 판을 오르게 한다.
2. 아동에게 경사진 판을 내려오게 한다.
3. 비정상적인 움직임이 나타날 때는 골반이나 몸통을 조절해 준다.

주의사항 : 경사진 판의 기울기는 아동이 넘어지지 않을 정도로 해서 시작한다.

필요사항 : 경사진 판

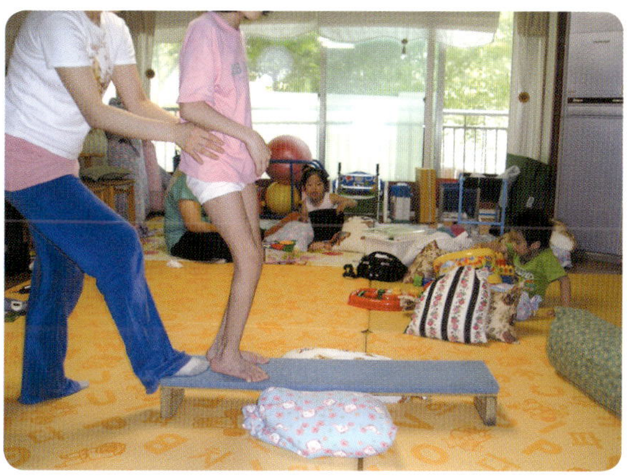

유도방법 : 발판 위에서 걷기

1. 걷는 아동에서 긴 발판 위를 걷게 한다.

이때 보호자가 아동의 골반을 조절해 주어도 된다.

2. 무릎이 뒤로 휘어지거나 보폭이 넓은 아동은 양쪽에 지팡이를 잡게 하여 무릎을 약간 구부리면서 걷게 한다.

주의사항 : 아동의 뒤에서 넘어지지 않게 보호를 해준다.

필요사항 : 발판

3. 경직형 삼지마비(Spastic Triplegia)

1) 관절 늘리기

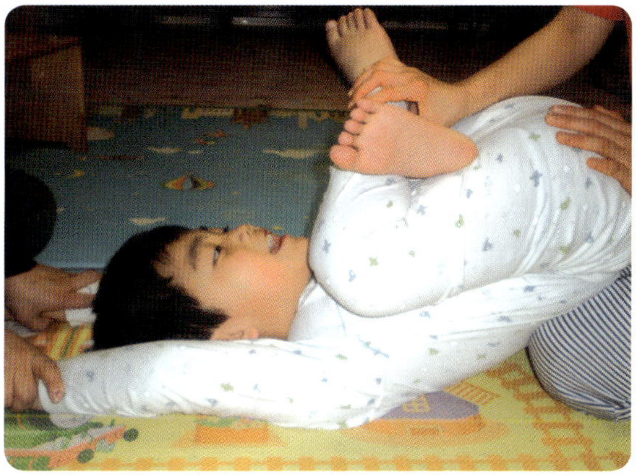
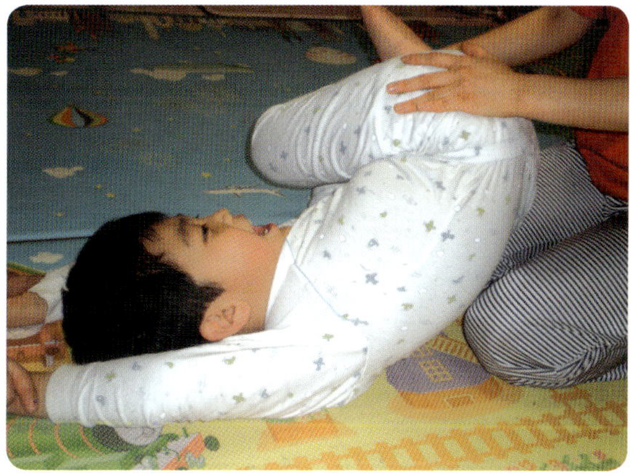

유도방법 : 1. 양팔을 머리 위로 올려 팔꿈치 부위를 보조자가 잡아 주며 보호자는 몸통과 다리를 구부려 올려 척추의 굴곡과 몸통의 회전 근육을 늘려 준다. 이때 손상된쪽 팔과 몸통 부위를 더 많이 늘려준다.

2. 작은 아동의 경우 보호자가 아동의 머리 위에서 보호자의 다리로 팔을 고정시켜 주고 양손으로는 아동의 골반과 다리를 들어 올려 척추의 굴곡과 몸통 회전 운동을 시킨다.

주의사항 : 하지에서 신전현상이 나타날 때는 다리를 마름모 모양으로 구부리면서 운동시킨다. 보조자는 손상된쪽 팔에서 비정상 자세가 나타나지 않게 고정을 잘 해준다.

필요사항 : 보조자 1명

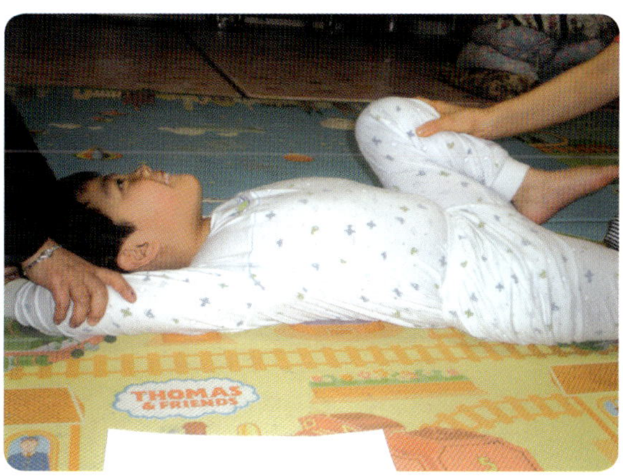

유도방법 : 1. 양팔을 위로 올려 팔꿈치에서 보조자가 고정시켜 주게 하고 몸통이 바른 정렬을 유지

하도록 한다.

2. 보호자는 아동의 한쪽 다리를 고정시키고 반대쪽 다리를 몸통쪽으로 구부려 준다.

3. 양측을 교대로 실시한다.

주의사항 : 아동의 턱이 들려 머리를 뒤로 뻗칠 때는 아동의 가슴 부위를 눌러 주어 몸통이나 턱이 들리지 않도록 한다.

필요사항 : 보조자 1명

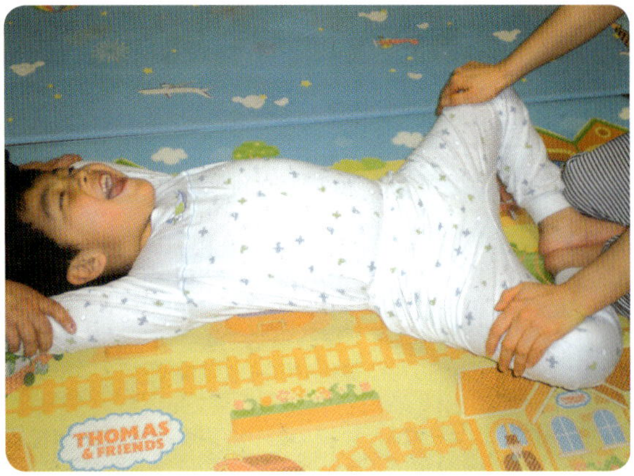

유도방법 : 1. 양팔을 위로 올려 팔꿈치에서 보조자가 고정시켜 주게 하고 몸통의 바른 정렬이 유지되도록 자세를 취해 준다.

2. 두 다리를 마름모 모양으로 하며 서서히 부드럽게 늘려 준다.

주의사항 : 아동이 턱을 올리거나 몸통을 위로 올릴 경우 양팔을 가슴 부위에 고정시켜 비정상적 자세가 나타나지 않도록 한다.

필요사항 : 보조자 1명

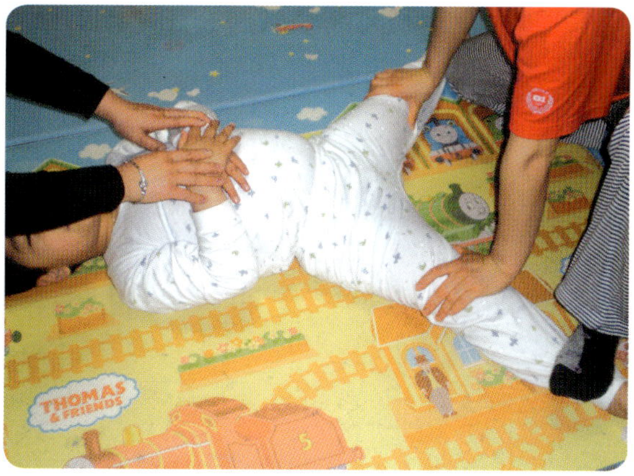

유도방법 : 1. 아동의 몸통이 들리는 것을 방지하기 위해 보조자는 아동의 양팔을 잡아 가슴 부위에 고정시켜 주고 보호자는 아동의 골반을 정렬하면서 양다리를 한쪽씩 서서히 벌려 주면서 발목도 굴곡시킨다.

2. 이때 아동의 다리가 내회전되지 않게 정확히 고정한다.

주의사항 : 아동의 머리나 몸통에서 비정상 자세가 나타나지 않게 한다.

필요사항 : 보조자 1명

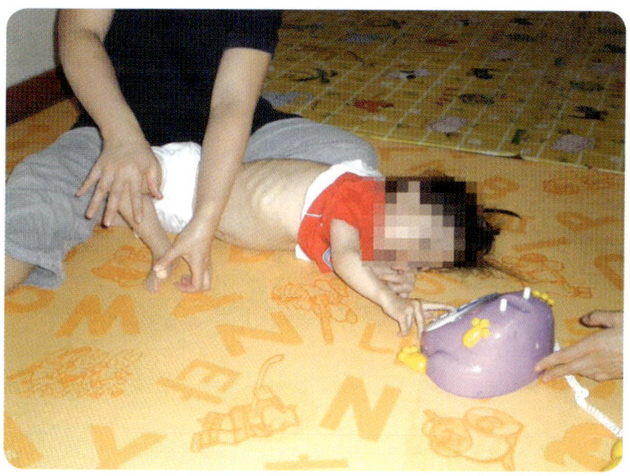

유도방법 : 1. 아동을 옆으로 누운 자세를 취하게 하며 아래쪽 팔을 90°이상 올려 보조자가 고정시켜 주고 보호자는 다리의 분리 운동을 위해 아래쪽 다리에서 고관절은 신전시키고, 무릎은 구부려 준다.

2. 위쪽 팔은 아동의 머리나 몸통이 신전되지 않는 범위에서 위로 올려 주고, 다리는 고관절, 무릎을 90°로 굴곡시켜 주면서 발뒤꿈치와 발바닥의 외측부에 자극이 가도록 유도한다.

3. 손상된쪽 팔과 몸통이 바닥에 닿게 한 자세를 더 많이 해주어 어깨와 몸통이 늘어나도록 조절을 해준다. 이때 보조자는 팔을 펴주며 손목과 손가락도 펴도록 도와준다.

주의사항 : 1. 머리와 몸통에서 뻣뻣한 힘이 생기지 않게 서서히 시도하며 아래쪽 어깨가 위쪽으로 올라가지 않도록 조절해 준다.

2. 손상된 쪽을 바닥에 닿게 하여 자세를 취할 때는 손상된 쪽 팔의 몸통이 늘어나는지 관찰한다.

필요사항 : 보조자 1명

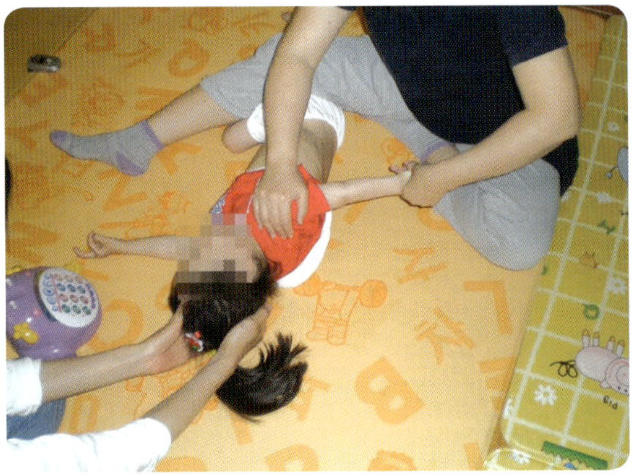

유도방법 : 1. 아래쪽 팔을 90°이상 올려 주며 보조자가 고정시켜 주고 보호자는 아동의 위쪽 다리를 구부려서 몸통 가까이에 두게 한다.

2. 이때 아래쪽 다리는 고관절 신전과 무릎을 90° 굴곡시켜 유지한다.

3. 보호자는 한손으로는 아동의 위쪽 골반을 고정시키며 다른 한손으로는 아동의 위쪽 팔을 바깥으로 돌리며 뒤쪽으로 신전시키면서 아동의 몸통 회전을 유도한다. 이 자세는 손상된 쪽팔이 위쪽으로 하여 자세를 취했을 때 더 많이 유도한다.

주의사항 : 아동의 다리가 신전되지 않도록 한다.

필요사항 : 보조자 1명

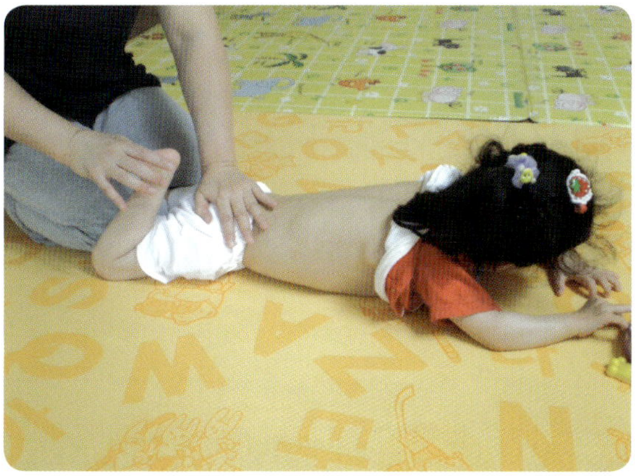

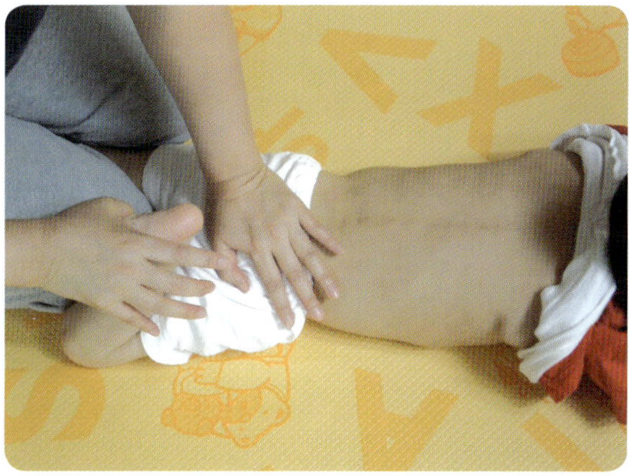

유도방법 : 1. 아동은 엎드린 자세에서 양팔을 머리 위로 올려 보조자가 잡아 주며 보호자는 아동의 몸통과 골반을 바르게 정렬한 다음 골반이 들리지 않도록 고정시켜 준다.

2. 보호자는 아동의 한쪽 다리를 펴서 고정시켜 주고 반대쪽 다리의 무릎과 발목을 구부려 준다. 이때 발뒤꿈치에서 자극을 준다.

주의사항 : 손상된 부위의 팔과 몸통에서 비정상 자세가 나타나지 않게 한다.

필요사항 : 보조자 1명

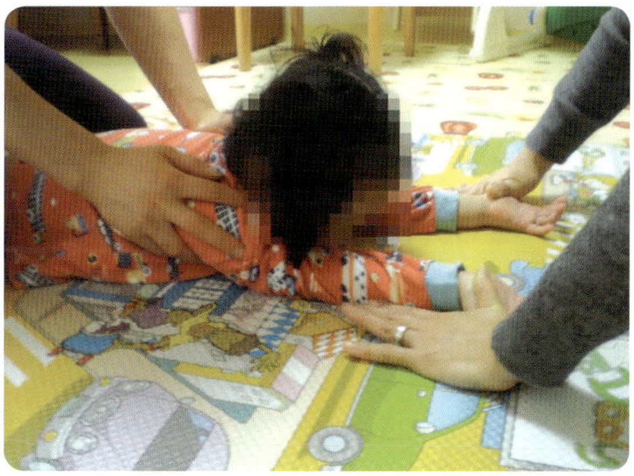

유도방법 : 1. 아동은 엎드린 자세에서 양팔을 머리 위로 올려 보조자가 잡아 주며 보호자는 아동의 몸통과 골반을 바르게 정렬한 다음 양다리로 아동의 골반 사이에서 골반이 들리지 않도록 고정시키면서 양손으로는 아동의 어깨를 잡아 준다.

2. 이때 보호자는 아동의 어깨를 위쪽으로 올려 주면서 아래쪽으로 자극을 주며 손상된 팔쪽으로 몸통을 기울여 주어 아동의 팔과 몸통사이를 늘려 주며 팔이 위로 올리는 것과 어깨 근육의 안정성을 증가시켜 준다. 이 자세는 손상된 팔 쪽에서 더 많이 유도한다.

3. 이러한 자세는 보조자가 아동의 앞에서 손바닥이 위로 오도록 손과 팔을 돌려 주어 손과 팔의 회전 근육을 늘려주는 것을 도와준다.

주의사항 : 손의 뻣뻣함이 나타나지 않도록 아동의 어깨를 부드럽게 서서히 움직여 준다.

필요사항 : 보조자 1명

2) 상지의 근긴장도 감소 및 비정상적인 자세 억제

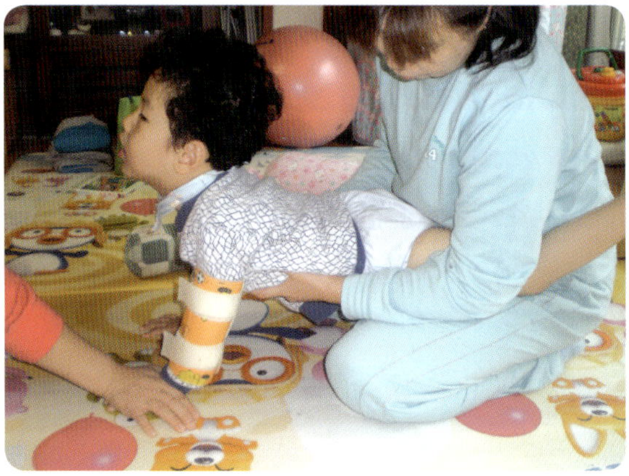

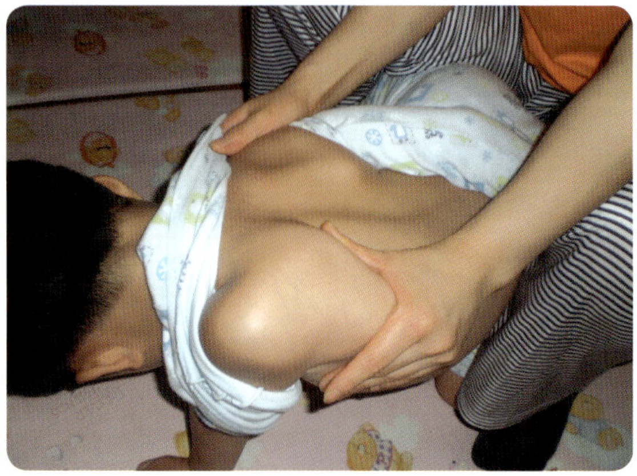

유도방법 : 1. 손바닥을 지지하고 엎드리게 한 자세에서 보호자는 손상된 쪽의 상지 지지와 몸통이 늘어나도록 조절해 준다. 이때 손목과 팔이 구부러지지 않도록 보조자는 아동의 앞에서 손과 팔을 펴도록 약간 도와주거나 팔 보호대를 착용한다.

2. 이 자세에서 손상되지 않은 상지쪽 다리를 구부려서 몸통이 손상된 상지 쪽의 몸통이 늘어나게 한다.

주의사항 : 손상되지 않은 쪽으로 기울어지지 않게 한다.

필요사항 : 보조자 1명, 팔 보호대(elbow splint)

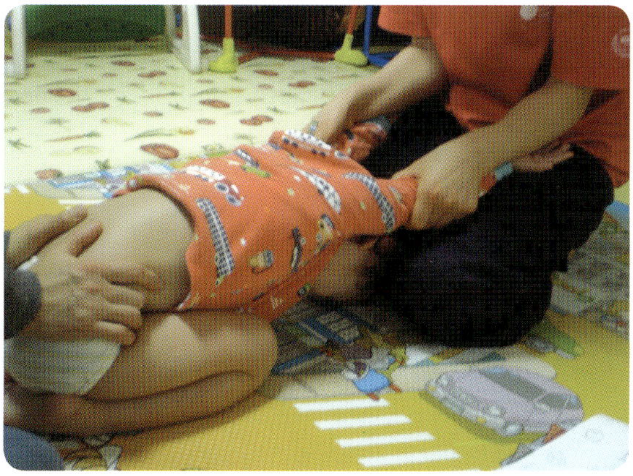 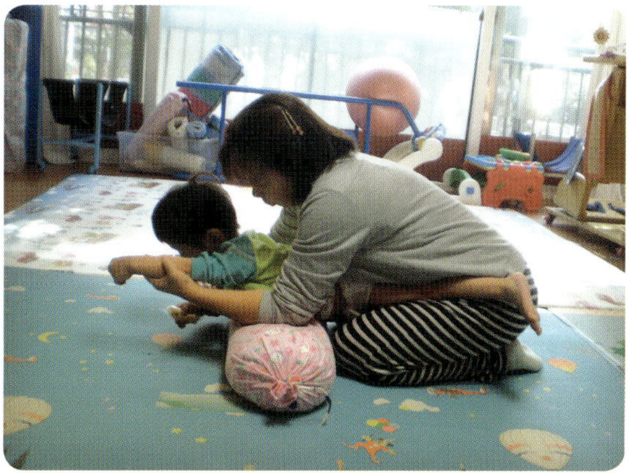

유도방법 : 1. 아동은 무릎을 꿇고 엎드려 놓은 자세에서 보호자는 골반이 안정되게 고정시킨다.

2. 이때 보조자가 앞에서 아동의 손상된 쪽 팔을 펴서 몸통과 수평이 되거나 약간 위로 올려 바깥쪽으로 돌려주면서 팔과 몸통의 근육을 늘려 준다.

3. 굴림통 위에 아동을 엎드린 자세를 취하게 하고 아동의 다리를 보호자의 무릎 위에 올려서 보호자의 가슴으로 아동의 골반을 눌러 주며 양손으로 상지를 위로 올려 준다. 이때 손상된 쪽의 팔과 몸통이 늘어나게 기울여 준다.

주의사항 : 아동의 몸통이 손상되지 않은 쪽으로 기울어지지 않게 하며 손상된 쪽 상지에 굴곡현상이 나타나는지 관찰한다.

필요사항 : 보조자 1명, 굴림통

3) 앉은 자세의 유지 및 균형 훈련

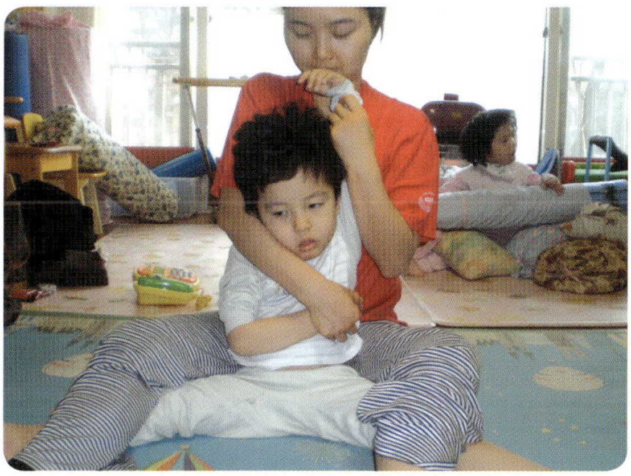

유도방법 : 1. 보호자의 앞에 아동을 앉히고 아동의 양다리를 서서히 벌려 주며 아동의 몸통과 골반

의 정렬을 위하여 가끔씩 몸통을 약간 들어 올려 준다.

2. 이때 보호자의 다리로 아동의 양측 다리를 고정시켜 주며 양손으로 아동의 발목을 구부려 준다.
3. 이 자세에서 손상된 쪽의 팔과 어깨, 골반 운동을 실시한다. 팔의 바깥쪽으로 외회전, 신전시키고 손목과 손가락을 피면서 팔을 위로 들어 올리고 내리기를 반복한다. 아동의 손상된 쪽의 몸통이 늘어나도록 기울여 준다.
4. 이 자세를 아동의 상태에 따라 30분~1시간 정도 유지한다. 이때 쌀주머니를 이용하여 다리를 고정시켜 주어도 된다.

주의사항 : 아동이 엉덩이를 들어 뒤로 물러가지 않게 주의한다. 손상된 측의 몸통에서 측만증이 나타나지 않도록 척추를 똑바로 잡아 준다.

필요사항 : 쌀주머니

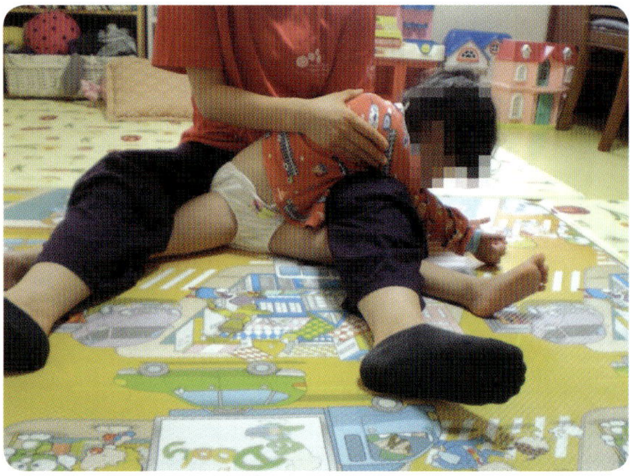

유도방법 : 1. 보호자의 앞에 아동을 앉히고 아동의 다리를 고정시켜 주며 몸통을 회전시킨다.
2. 이때 손상된 쪽 팔은 외회전, 신전시키고 손목과 손가락을 펴주면서 몸통을 늘려 준다.
3. 양측을 교대로 실시한다.

주의사항 : 허리를 회전하는 쪽의 반대쪽 다리가 들리지 않게 고정하여야 한다.

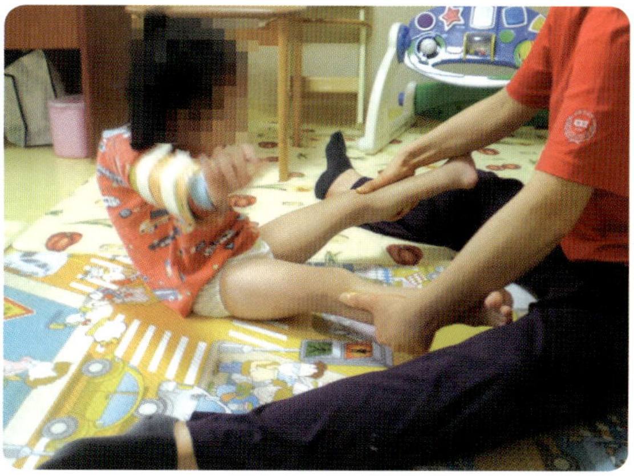

유도방법 : 1. 보호자는 아동의 앞에 앉아서 아동의 양다리를 잡고 교대로 서서히 구부리고 펴주어 앉은 자세에서 균형을 유지하게 한다.

2. 또한 이 자세에서 아동의 양다리를 벌려서 잡아주며 양옆으로 움직여 주어 체중 이동과 균형을 유지하게 한다.

3. 균형 훈련 시 손상된 쪽 팔에 팔 보호대(elbow splint)를 대주어 비정상적인 움직임을 억제해 준다.

주의사항 : 아동의 다리를 너무 많이 올려서 균형을 깨뜨리지 않도록 주의한다.

필요사항 : 팔 보호대(elbow splint)

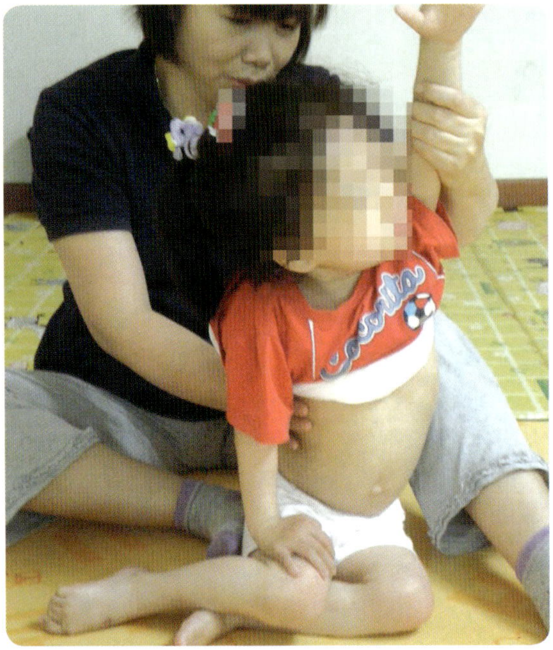
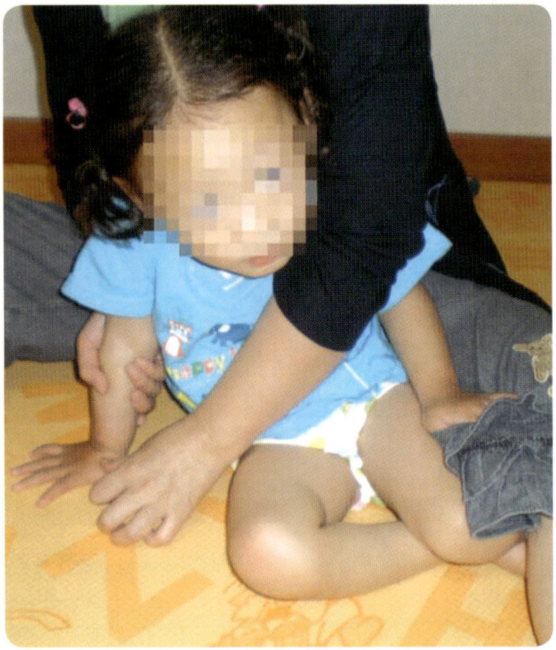

유도방법 : 1. 손상된 쪽의 팔을 지지하고 옆으로 앉은 자세를 취하게 한다. 이 자세는 처음에 손상된 쪽 팔을 바깥쪽으로 돌려서 신전시키며 머리 위로 올려 어깨와 몸통 근육을 늘려 준다.

2. 1번 자세 유도 후 아동의 손상된 쪽 팔을 바깥쪽으로 돌려서 손목을 신전시키고 손가락을 펴주어 아동의 옆에 두어 고정시키고 체중을 지지하게 한다.

주의사항 : 아동의 다리가 신전되지 않도록 주의한다.

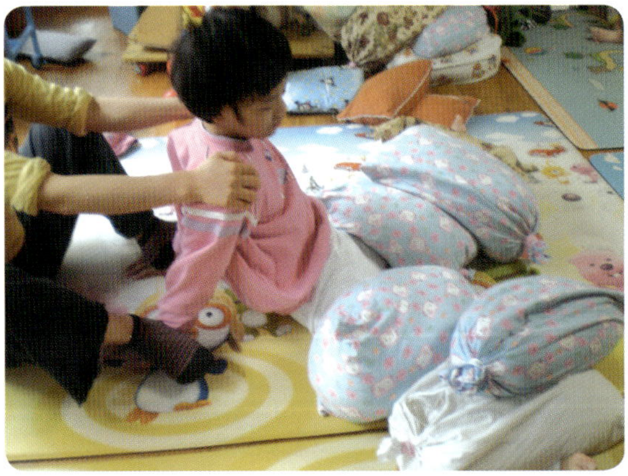
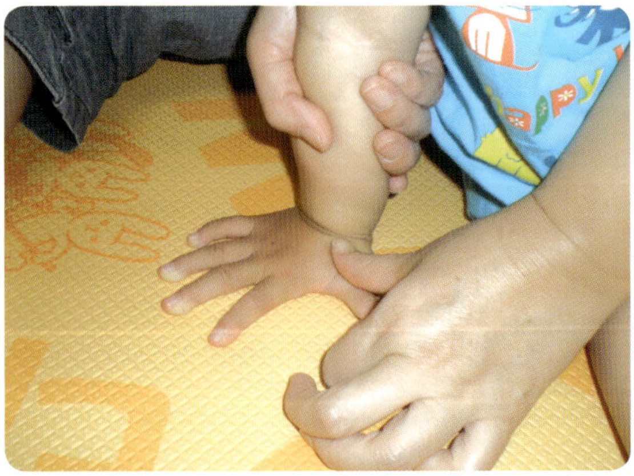

유도방법 : 1. 아동의 양다리를 벌려서 양손을 뒤로 지지하게 하면서 앉은 자세를 취하게 한다.

2. 이때 손상된 쪽 팔은 바깥쪽으로 회전하며 손목을 펴서 뒤로 지지하게 해주며 팔에 체

중이 가도록 아동의 어깨에서 밀어 준다.

주의사항 : 아동의 다리가 안쪽으로 회전 되거나 붙지 않도록 주의한다.

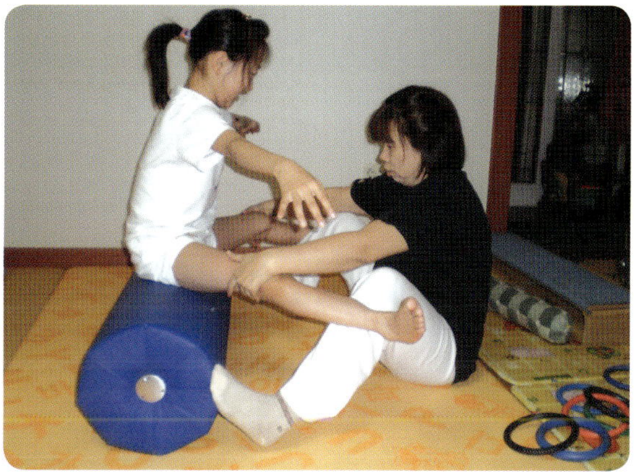

유도방법 : 1. 움직이는 기구 위에서 아동의 다리를 벌려주며 균형을 유지하도록 훈련시킨다.

2. 이때 아동의 양다리가 바깥쪽으로 회전되게 하여 벌려주며 손상된 쪽의 팔에 팔 보호대를 대주어 비정상적인 자세가 나타나지 않게 한다.

주의사항 : 비정상적인 자세가 많이 나타나거나 불안정해 하면 실시하지 않는다.

필요사항 : 팔 보호대(elbow splint)

4) 네발기기 자세에서 일어서기

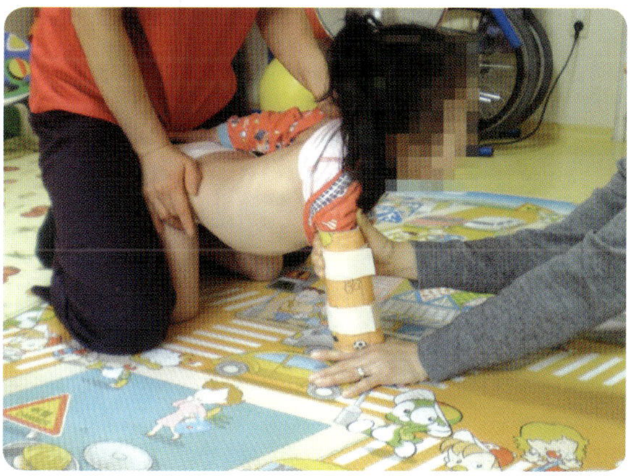

유도방법 : 1. 아동은 손상된 쪽을 지지하게 하고 네발기기 자세를 취하게 한다.

2. 이때 보조자는 손상된 쪽 팔을 잡아 준다. 보조자가 없을 경우 팔 보호대를 착용하며

스스로 지지하게 한다.

3. 보호자는 손상된 쪽으로 어깨와 몸통이 기울어지게 하며 양쪽 무릎에 체중 지지와 이동을 촉진한다.

주의사항 : 아동의 상지와 몸통이 손상되지 않은 쪽으로 기울어지지 않게 한다.

필요사항 : 보조자 1명 , 팔 보호대

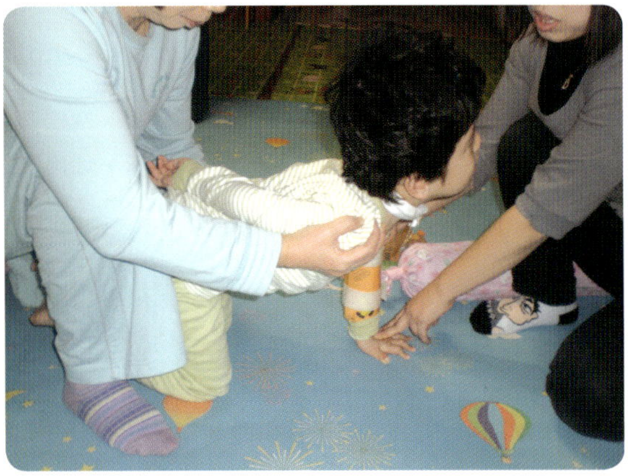

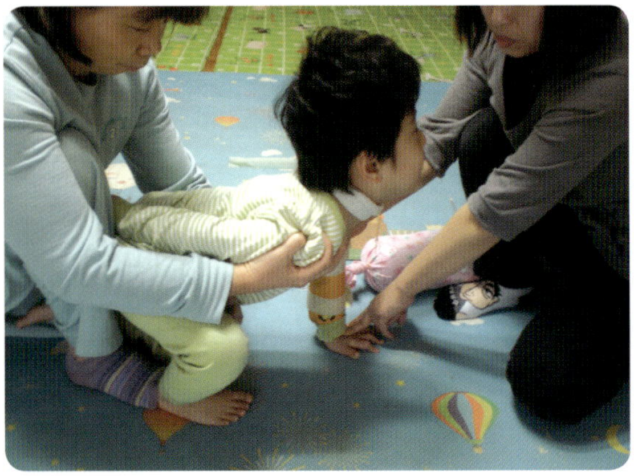

유도방법 : 1. 아동은 네발기기 자세에서 손상되지 않은 상지 쪽의 다리를 세우게 한다.

2. 체중 지지와 체중 이동이 손상된 쪽 팔로 향하게 하며 상지의 지지와 몸통의 근육이 늘어나게 한다. 이 자세에서 측만증이 교정될 수 있다.

3. 아동의 발에 아치가 형성되게 하고 반대쪽 무릎으로 고관절 굴곡 패턴이 나타나지 않게 90°로 유지해주면서 체중을 이동시킨다.

주의사항 : 손상되지 않은 쪽 팔에 힘이 들어가지 않도록 유의한다.

필요사항 : 보조자 1명, 팔 보호대

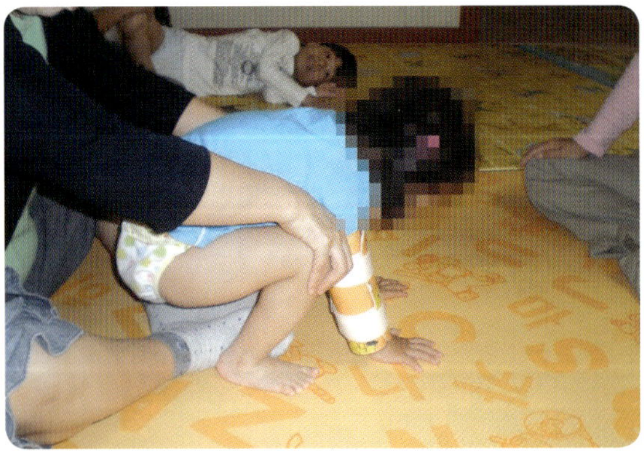

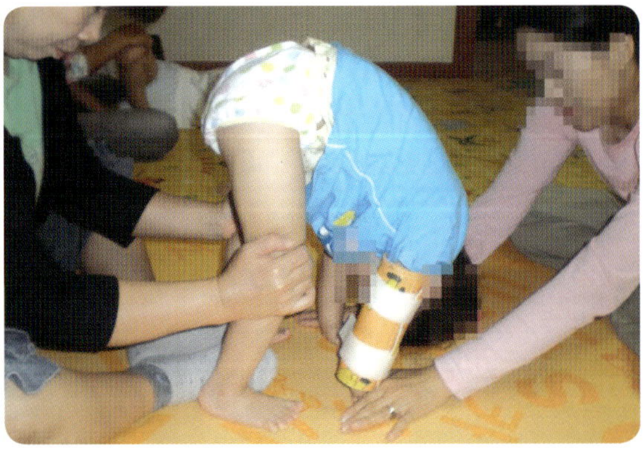

유도방법 : 1. 손바닥으로 지지하고 반무릎 서기 자세를 취한 상태에서 쪼그려 앉기 자세로 유도한다.
2. 보조자는 아동의 손상된 쪽 팔과 손을 고정시켜 준다.
3. 손상된 부위의 팔에 비정상 자세가 나타나지 않게 팔 보호대를 착용하고 해도 된다.
4. 보호자는 아동의 무릎을 잡아 바깥쪽으로 발뒤꿈치쪽으로 눌러주면서 엉덩이를 내리고 올리게 하여 쪼그려 앉기 자세에서 엉덩이 들기를 시킨다. 이때 보호자의 발로 아동의 발에 아치가 형성되게 하면서 고정시킨다.

주의사항 : 손상되지 않은 팔쪽으로 몸통과 골반이 기울어지지 않게 한다.

필요사항 : 팔 보호대, 보조자 1명

5) 몸통과 손상된 상지와 하지의 근력 증가

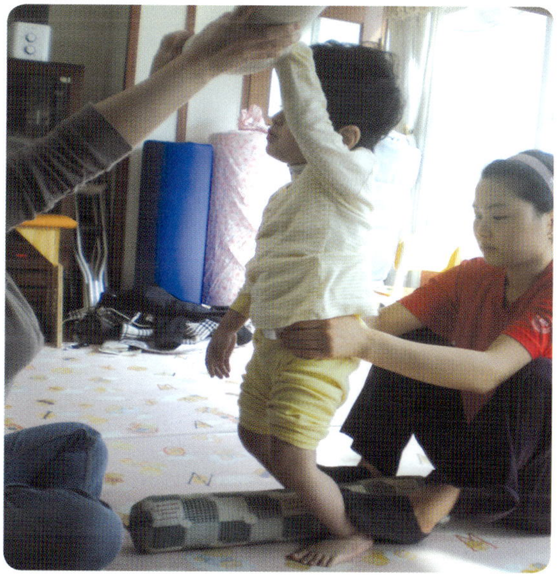

유도방법 : 1. 아동은 손상된 쪽 팔을 위로 올릴 수 있게 탁자나 작은 굴림통을 잡고 서 있는 자세를 유지하게 한다. 보조자는 아동의 손상된 쪽의 팔을 도와준다. 필요에 따라 팔 보호대를 착용하게 한다.
2. 보호자는 아동의 골반이나 무릎을 잡아 주며 쪼그려 앉는 자세로 앉게 하며 다시 일어나기를 반복한다. 이때 아동의 발은 보호자의 발로 고정시킨다.

주의사항 : 상지와 몸통이 기울어지지 않게 조절하여 준다.

필요사항 : 탁자, 보조자 1명, 팔 보호대

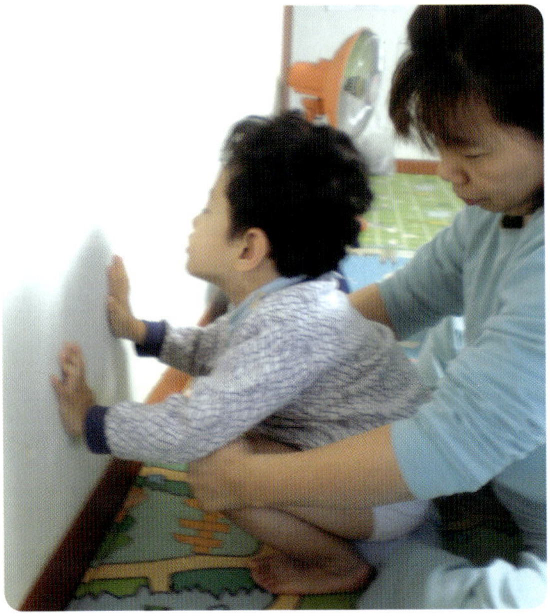 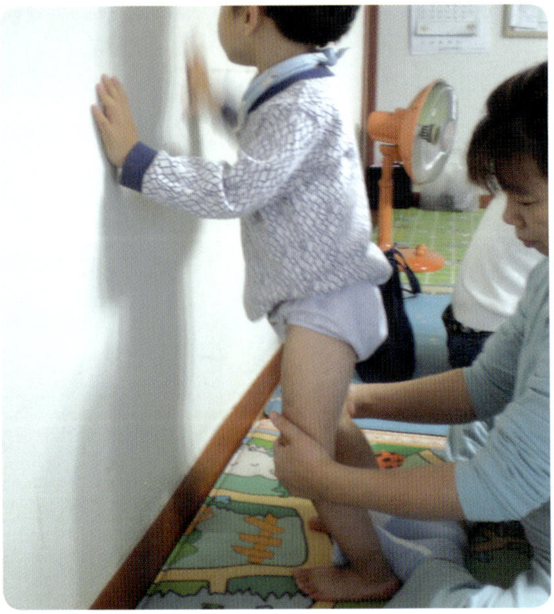

유도방법 : 1. 벽 앞에 아동을 세우고 자세를 바르게 교정시켜 준다. 손상된 쪽의 팔에 팔 보호대를 착용하여 비정상 움직임을 조절시킨다.

2. 보호자는 아동의 무릎을 잡아 주며 일어서기와 앉기를 하게 한다. 이때 아동의 몸통과 하지가 더 손상된 쪽으로 기울어지게 조절해 준다. 손상되지 않은쪽 손은 벽에 대지 않고 실시해도 된다.

주의사항 : 몸통과 하지가 기울어지지 않게 한다.

필요사항 : 보조자 1인, 팔 보호대

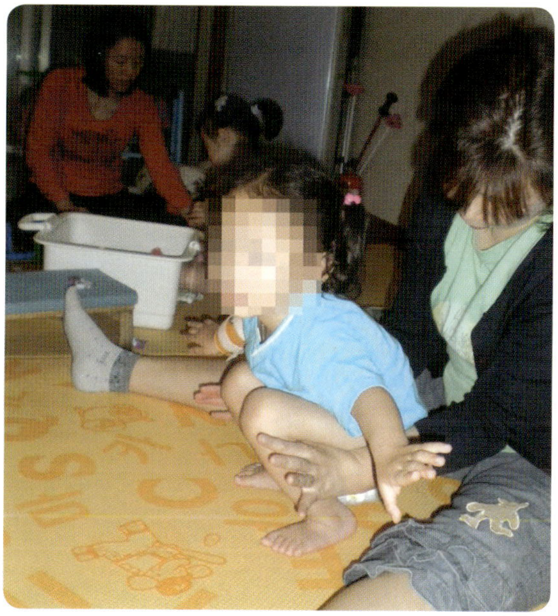 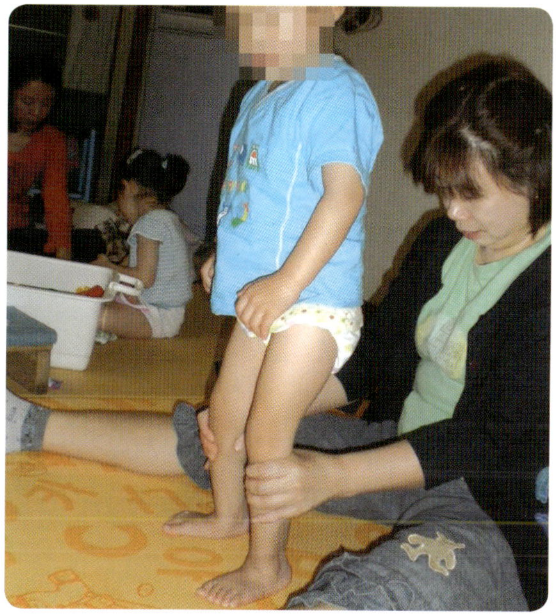

유도방법 : 1. 손상된 쪽 팔에 팔 보호대를 대어 주고 보호자의 발로 아동의 발을 고정시킨 후 골반이나 무릎을 잡고 일어서기 앉기를 하게 한다.

2. 기울기 판위에 아동의 발을 올려 뒤꿈치가 늘어나게 하며 일어서기 앉기를 유도해도 된다.

주의사항 : 몸통과 골반이 손상되지 않은쪽으로 기울어지지 않게 한다.

필요사항 : 팔 보호대, 기울기 판

6) 반무릎 자세에서 일어서기

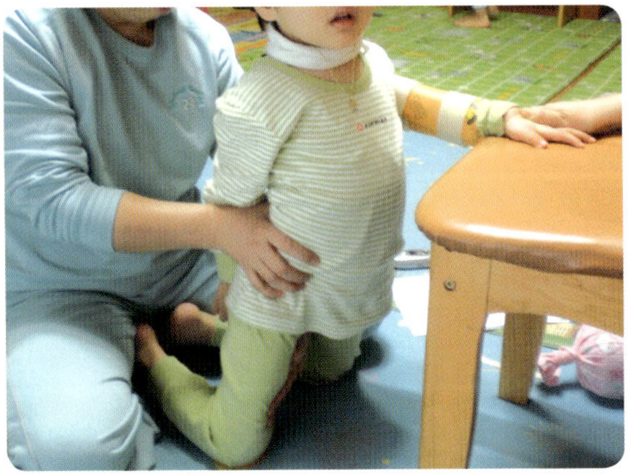 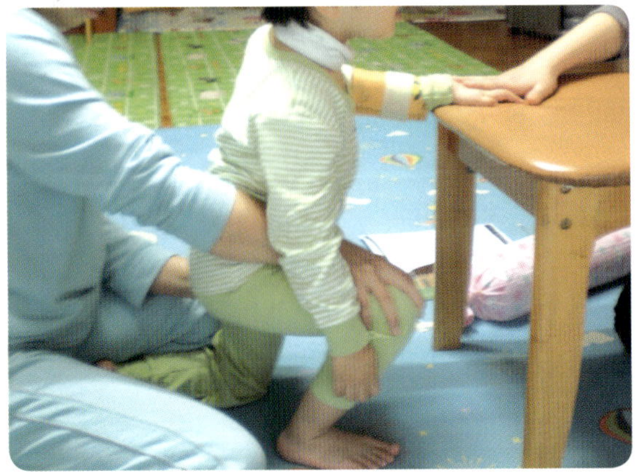

유도방법 : 1. 손상된 쪽 팔은 의자나 탁자에 고정시켜 주며 무릎 서기 자세에서 골반과 다리를 조정해 주며 반무릎 서기 자세를 취해 준다.
2. 손상된 쪽 팔과 무릎에 힘이 가도록 체중을 이동시켜 준다.
3. 손상되지 않은 팔 쪽의 다리에서 반무릎 자세를 더 많이 해주어 반대측 몸통이 늘어나게 한다.

주의사항 : 손상되지 않은 팔에 힘이 가지 않도록 유의한다.

필요사항 : 탁자, 보조자 1명, 팔 보호대

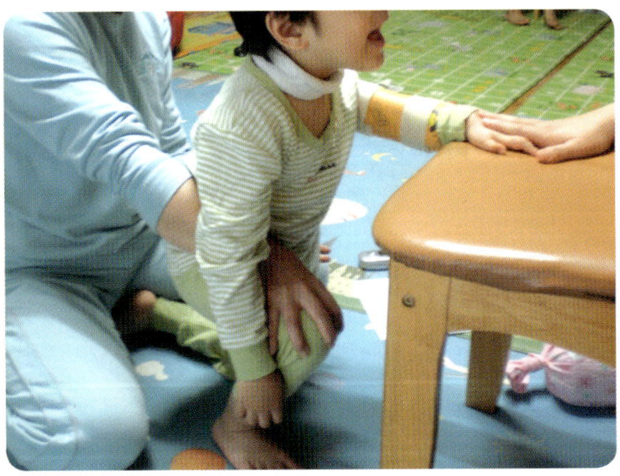 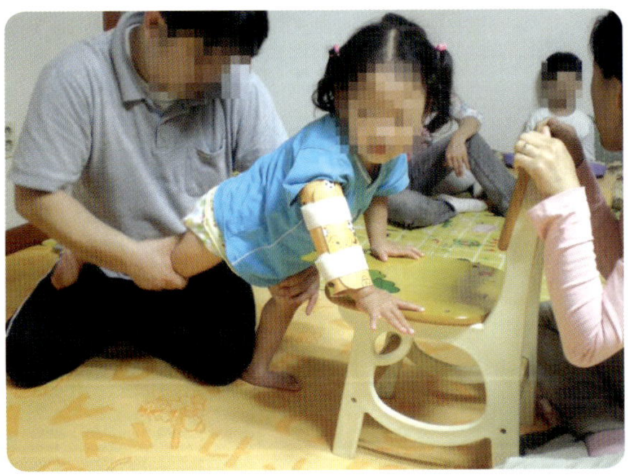

유도방법 : 1. 의자나 탁자에 아동의 손을 잡게 하고 보호자의 발이나 무릎으로 아동의 발을 고정 해주고 한손으로는 다리를 세운 쪽 무릎을 바깥쪽, 뒤꿈치 방향으로 잡아 주면서 다른 한손은 무릎이 지지된 쪽을 잡아 주어 일어나기를 유도한다.

2. 이때 보조자는 손상된 쪽의 팔을 잘 고정해준다.

3. 양쪽 다리에서 교대로 실시한다. 이때 손상되지 않은 쪽 팔에 힘이 가지 않도록 주의한다.

주의사항 : 일어나려는 쪽의 무릎이 안으로 들어가지 않게 한다.

필요사항 : 탁자, 보조자 1명, 팔 보호대

7) 의자에서 일어나기

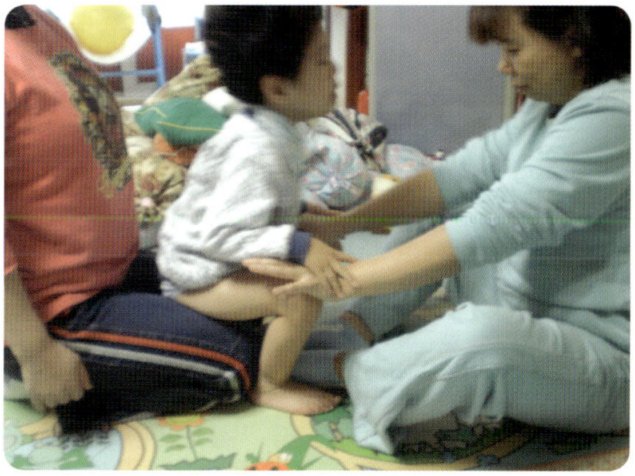

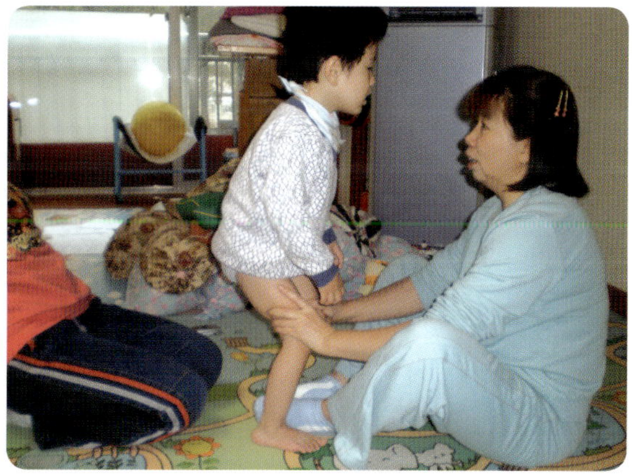

유도방법 : 1. 아동을 보조자의 무릎 위나 딱딱하지 않은 의자에 발바닥이 닿게 하여 앉힌다.

2. 보호자는 아동의 다리가 90°되게 하며 발을 고정시키면서 무릎을 약간 바깥쪽, 발뒤꿈치쪽으로 눌러 주면서 몸을 앞으로 숙이며 일어나기를 유도한다.

3. 이때 손상된 쪽 상지에 팔 보호대를 착용한다.

주의사항 : 의자가 너무 높거나 아동의 다리가 고정되지 않으면 신전현상이 일어나 몸통이 뒤로 젖혀질 수 있으므로 유의한다.

필요사항 : 의자, 보조자 1명, 팔 보호대

8) 서 있는 자세 및 균형 유지

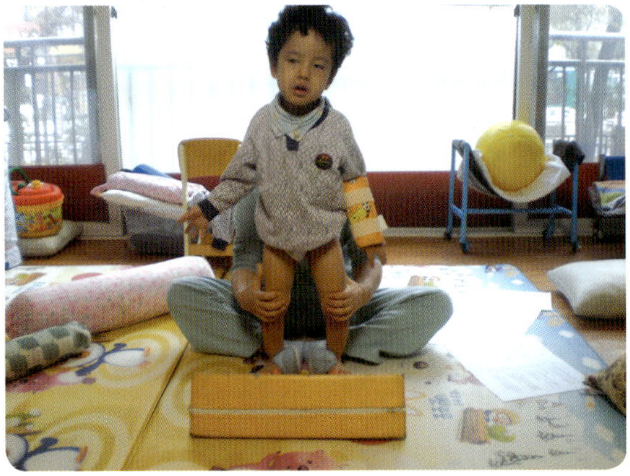
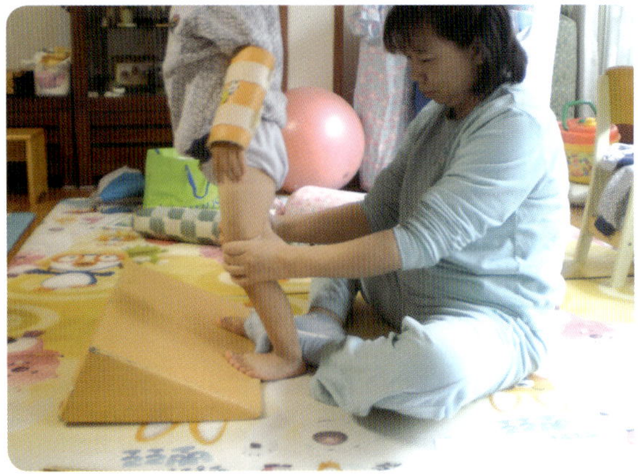

유도방법 : 1. 기울어진 판에 아동을 세워서 발뒤쪽 근육이 늘어나게 하며 보호자의 발로 아동의 발에 아치가 생기게 교정시켜 준다. 이때 보호자의 손으로는 아동의 골반이나 무릎을 잡아 주며 자세를 유지하게 한다.

2. 아동의 무릎이 뒤로 휘어진 경우 약간 구부려 주며 실시한다. 양 다리에서 더 약한 쪽에 체중을 주게 한다.

3. 손상된 쪽의 팔은 팔 보호대를 채우고 위로 올리게 하거나 벽에 지지하게 한다.

주의사항 : 아동의 몸통이나 골반이 손상되지 않은 쪽으로 기울어지지 않도록 한다.

필요사항 : 기울이기 판(wedge), 팔 보호대

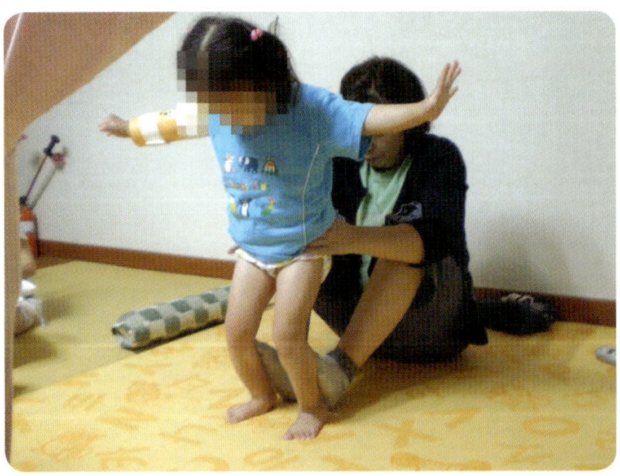
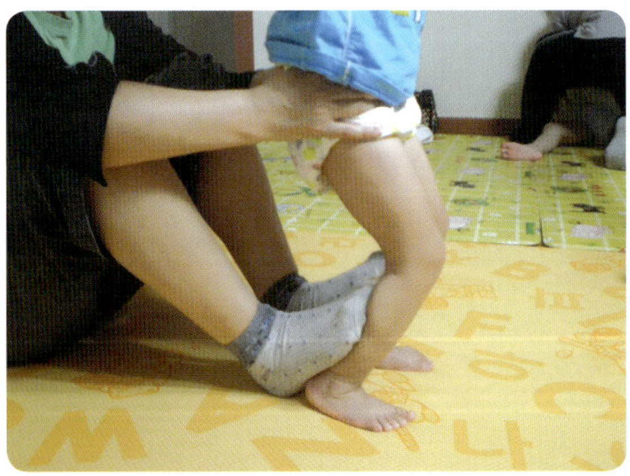

유도방법 : 1. 매트 위에 아동을 세우고 보호자는 아동의 골반이나 무릎을 조정해 주며 자세를 유지하게 한다.

2. 아동의 무릎이 뒤로 휘어진 경우 아동이 주저 앉지 않을 정도까지 무릎을 구부려 체중이 아래쪽으로 향하게 하며 서 있기를 훈련시킨다.
3. 계속적인 반복 훈련을 통해 자세가 유지 되면 양 옆으로 체중을 이동시킨다.
4. 손상된 쪽 팔에 비정상 자세가 나타나지 않게 팔 보호대를 착용한다.

주의사항 : 아동의 자세가 대칭적인 자세를 취하도록 한다.

필요사항 : 팔 보호대

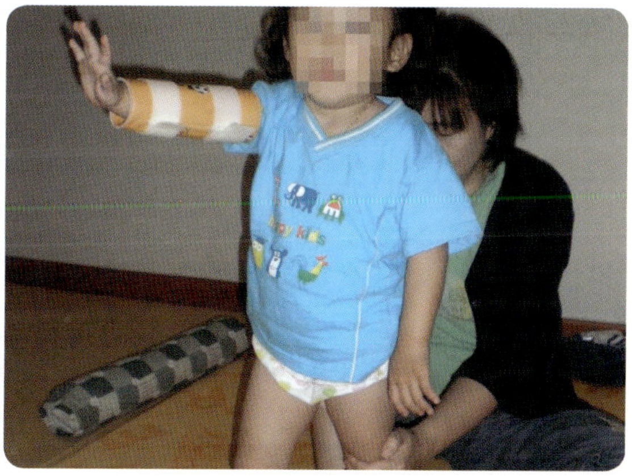

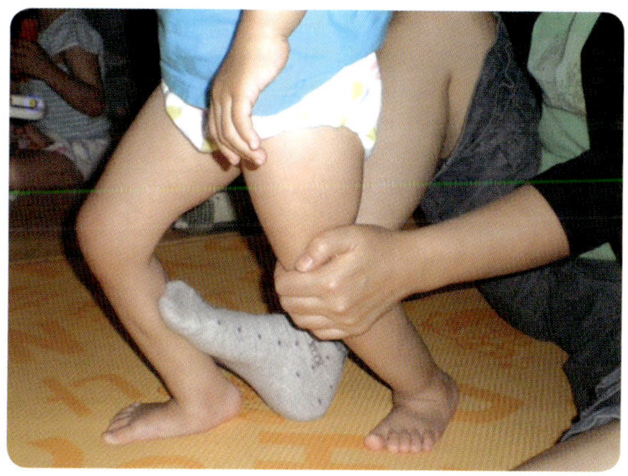

유도방법 : 1. 아동의 다리를 엇갈리게 하여 앞, 뒤로 체중을 이동시킨다.
2. 보호자의 한 손으로 아동의 앞 쪽 무릎을 잡고 다를 한 손으로는 아동의 뒤쪽 무릎을 잡아 주며 체중이 앞쪽으로 가도록 무릎을 구부려 주며 밀어 준다.
3. 뒤쪽 다리로 체중을 이동할 때는 보호자는 뒤쪽으로 구부려 주며 뒤꿈치가 지지되게 한다. 이때 앞쪽 발에서 뒤꿈치가 지지되는 반응이 나타난다.
4. 손상된 상지에 팔 보호대를 채운다.

주의사항 : 아동의 몸통이나 골반이 기울어지지 않게 한다.

필요사항 : 팔 보호대

9) 걷기를 유도하기

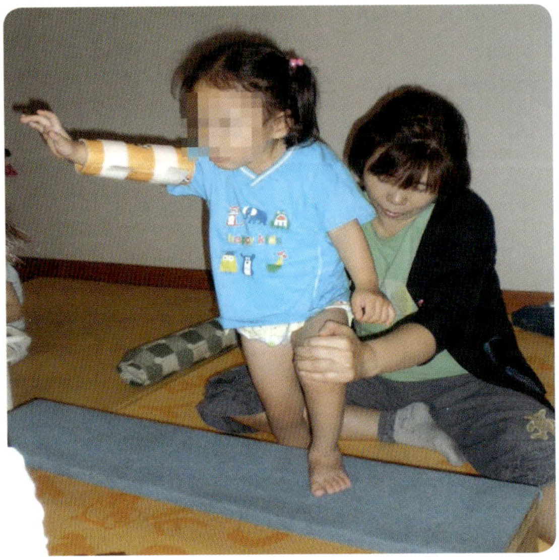

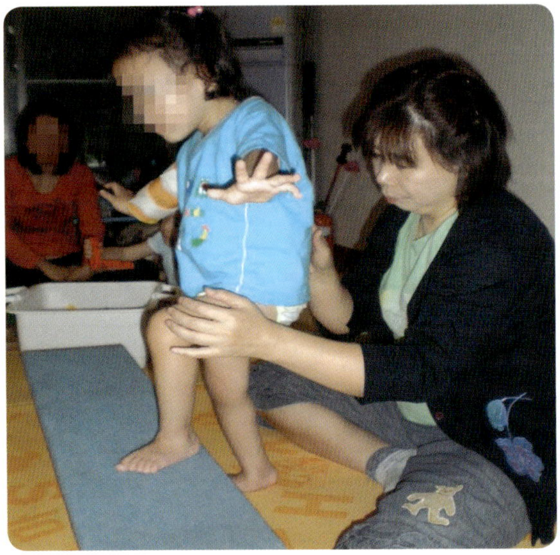

유도방법 : 1. 발판 위에 아동의 한쪽 다리를 올리게 하여 반대쪽 다리에 체중 지지를 유도한다.

2. 바닥에 지지하는 쪽 다리는 무릎을 약간 구부려 주며 발은 아치 모양이 되게 고정시켜 준다. 올려진 쪽 다리는 무릎이 바깥쪽으로 벌어지게 하며 잡아 준다.

3. 이때 손상된 측 팔에 보호대를 해준다.

4. 손상된 팔 쪽의 몸통을 늘려 주기 위해 손상되지 않은 팔 쪽의 다리를 발판에 더 많이 올려 준다. 양측을 교대로 실시한다.

주의사항 : 발판에 올린 쪽 다리에 힘이 가지 않도록 주의한다.

필요사항 : 발판, 팔 보호대

참고사항 : 양지마비의 서기와 걷기 유도편을 참조하며, 이때 손상된 측의 팔과 다리에 체중 지지를 더 많이 유도한다.

10) 균형 반응 발달을 유도하기

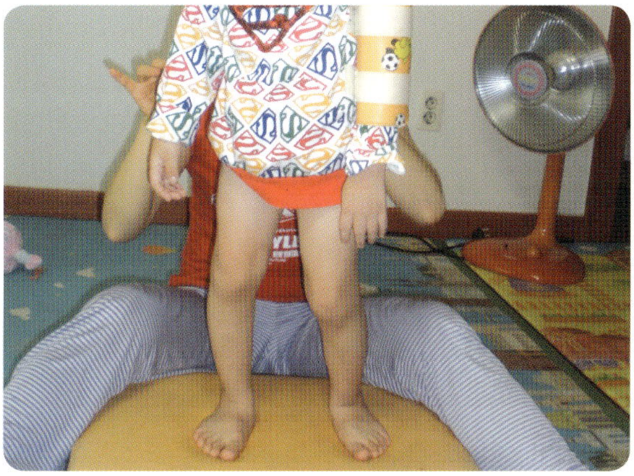

유도방법 : 1. 처음에는 균형판 밑에 보호자의 양다리를 대어 주거나 쌀주머니를 양옆에 받쳐주어서 균형판이 너무 많이 흔들리지 않게 하며 아동을 균형판 위에 세운다.
2. 조금씩 흔들리도록 조정해주면서 균형을 유지하게 한다.
3. 점차 균형을 잘 잡게 되면 고정시켰던 것을 제거한다.
4. 양옆으로 균형판을 서서히 움직여 준다. 이때 손상된 팔쪽으로 균형판을 더 많이 내려 주어 체중 지지와 몸통 근육을 늘려 준다.
5. 아동을 옆으로 세워서 서 있게 한 후 앞뒤로 서서히 움직여 준다.
6. 이 모든 자세에서 손상된 쪽의 팔에 팔 보호대를 채우고 실시한다.

주의사항 : 아동이 균형을 잃고 넘어지지 않게 조금씩 유도한다.

필요사항 : 균형판, 팔 보호대

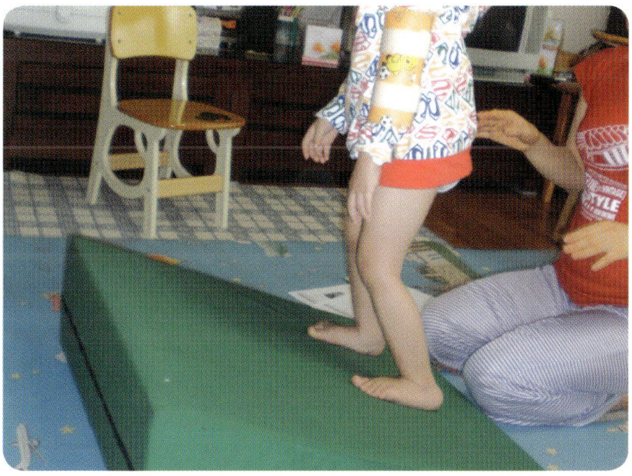

유도방법 : 경사진 판에서 훈련하기

1. 아동에게 경사진 판을 오르게 한다.
2. 아동에게 경사진 판을 내려오게 한다.
3. 비정상적인 움직임이 나타날 때는 골반이나 몸통을 조절해 준다.
4. 모든 자세에서 손상된 쪽에 팔 보호대를 채우고 실시한다.

주의사항 : 경사진 판의 기울기는 넘어지지 않을 정도로 해서 시작한다.

필요사항 : 기울어진 부드러운 판

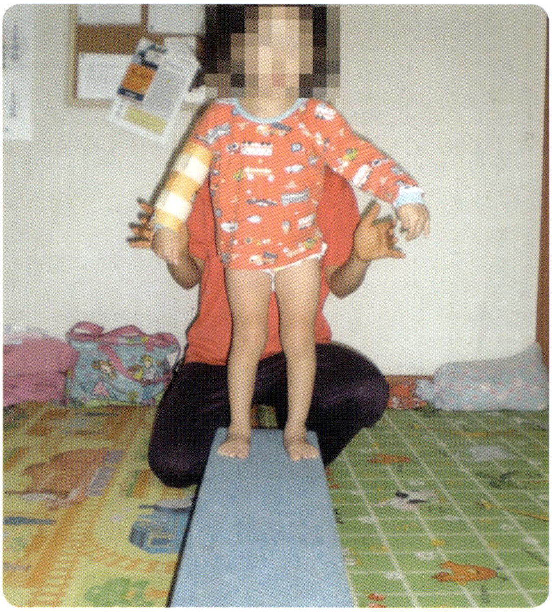

유도방법 : 1. 걷는 아동에 한하여 긴 발판 위를 걷게 훈련한다.
2. 무릎이 뒤로 휘어지거나 보폭이 넓은 아동은 양쪽에 지팡이를 잡게 하여 보폭을 조정시키며 무릎을 약간 구부리면서 걷게 한다.
3. 손상된 쪽 팔에 팔보호대를 착용하여 비정상적인 움직임이 나타나지 않게 한다.

주의사항 : 아동의 뒤에서 넘어지지 않게 보호를 해준다.

필요사항 : 발판, 팔 보호대

4. 경직형 편마비(Spastic Hemiplegia)

1) 관절 늘리기

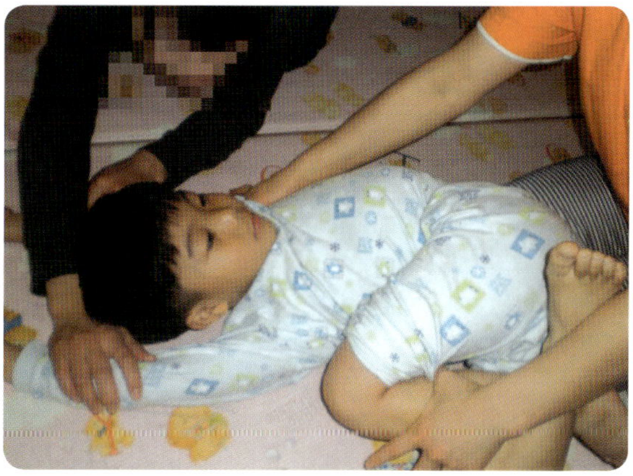

유도방법 : 아동의 손상된 상지를 머리 위로 올려서 보조자가 고정시켜 주고 보호자는 골반을 구부려 위로 올려 주면서 몸통이 오목한 쪽(concave)의 회전 근육을 늘려 준다.

주의사항 : 아동이 머리를 뒤로 젖히지 않도록 하며 손상된 쪽 상지의 굴곡이나 하지의 신전현상이 나타나지 않도록 한다.

필요사항 : 보조자 1명

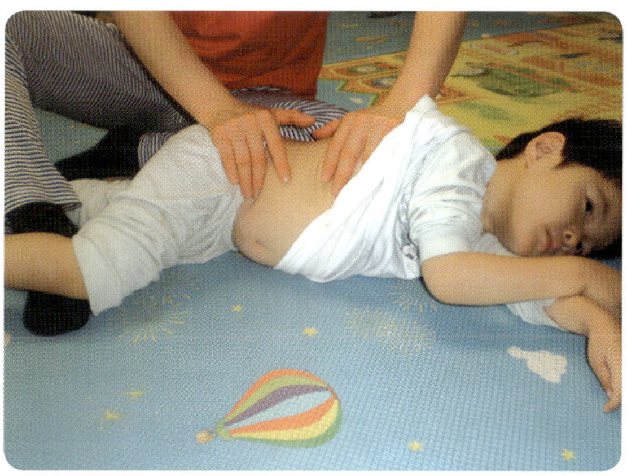

유도방법 : 1. 손상된 쪽을 바닥에 대고 옆으로 누워서 아래쪽 팔은 위로 올려 주어 어깨와 몸통 근육을 늘려 준다. 이때 보조자는 아동의 손목을 신전시키며 엄지 손가락부터 펴주어 모든 손가락을 신전시킨다.

2. 손상된 쪽 어깨와 몸통이 늘어나게 앞·뒤로 서서히 움직여 준다.

3. 손상된 쪽 다리는 골반을 펴주고 무릎은 90°구부려 고정시킨다.

주의사항 : 몸통이 뒤로 젖혀지지 않도록 한다.

필요사항 : 보조자 1명

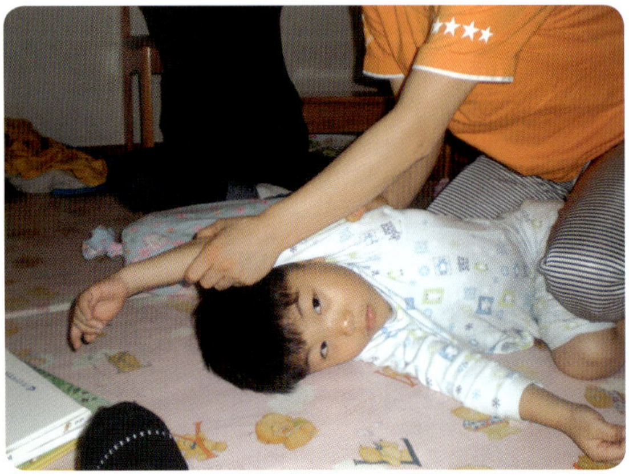

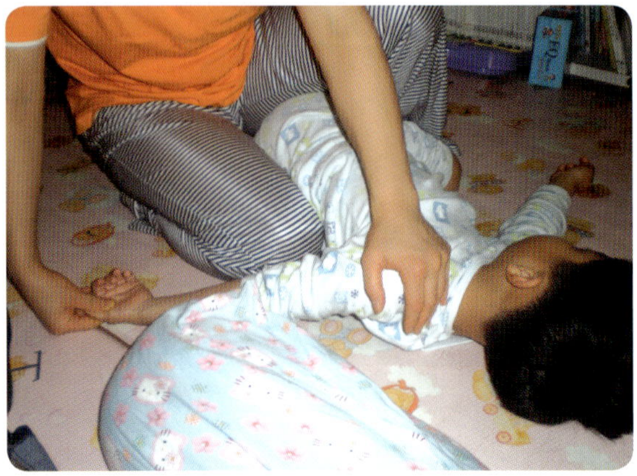

유도방법 : 1. 손상되지 않은 쪽을 바닥에 대고 옆으로 누운 자세에서 손상된 쪽 어깨와 팔을 펴주어 머리 위로 늘려 준다. 이때 손상된 쪽 다리는 구부려 몸통 쪽에 붙여 주어 하지의 신전을 억제시킨다.

2. 또한 이 자세에서 손상된 쪽 팔을 뒤로 신전시켜 주면서 몸통을 회전시켜 주며 어깨와 골반 사이를 늘려 준다.

주의사항 : 팔을 위로 올릴 때 몸통이 뒤로 젖혀지지 않도록 한다.

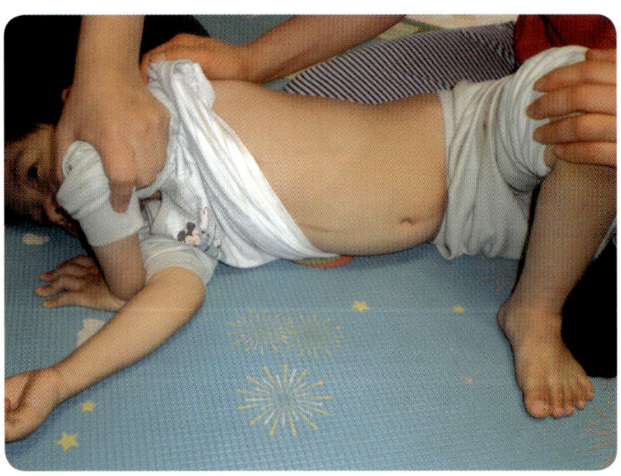

유도방법 : 1. 손상되지 않은 쪽을 바닥에 대고 옆으로 누운 자세에서 보조자는 손상된 쪽 어깨와 팔꿈치를 90°구부려서 손바닥을 지지하도록 잡아 준다.

2. 이때 보호자는 손상된 쪽 다리에서 고관절과 무릎을 90°구부려 발목의 아치가 형성되게 하여 아동의 발을 지지하게 한다.

주의사항 : 아동의 머리가 뒤로 젖혀지지 않도록 하며 보호자는 손상된 쪽의 어깨가 위로 올라가지 않도록 조절하여 준다.

필요사항 : 보조자 1명

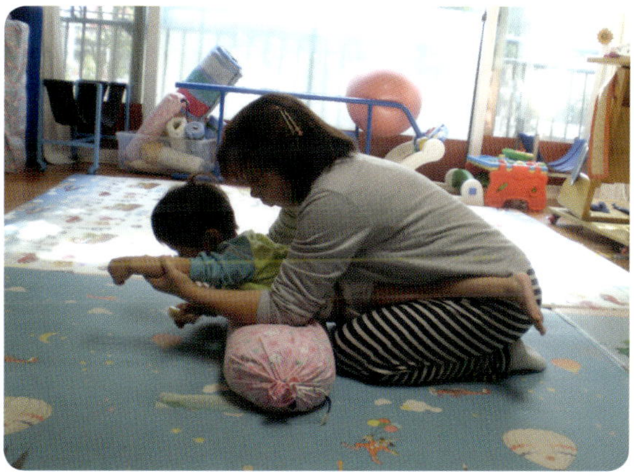

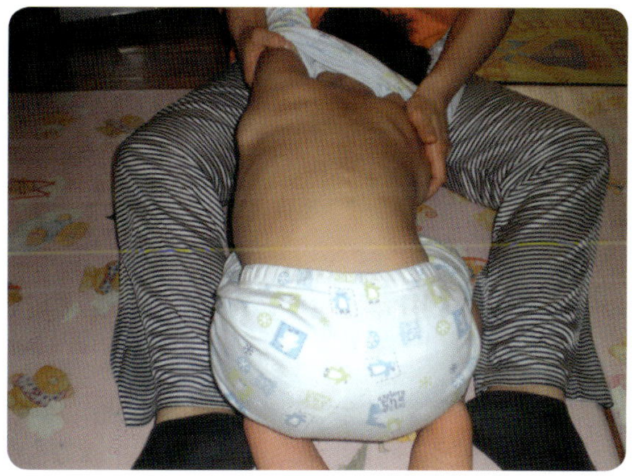

유도방법 : 1. 엎드린 자세에서 손상된 쪽 팔을 위로 올려 어깨 관절을 늘려 준다. 아동의 양다리를 벌려서 밖으로 돌려 준다.

2. 골반과 몸통이 손상된 쪽으로 체중 지지와 체중 이동이 일어나게 자극을 준다.
3. 양무릎을 구부리고 엎드린 자세에서 팔을 위로 올려 어깨관절과 몸통 근육을 늘려 준다. 이때 엉덩이를 고정시켜 준다.

주의사항 : 이때 손상된 다리에서 안쪽으로 돌아가거나 신전현상이 일어나지 않게 주의한다.

2) 앉은 자세에서 균형 유지

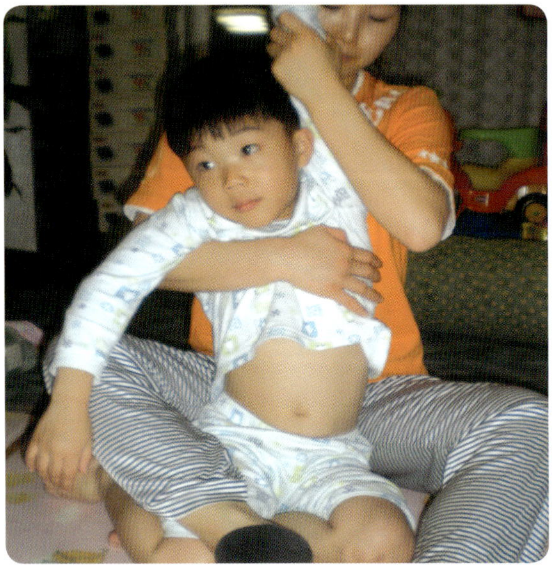

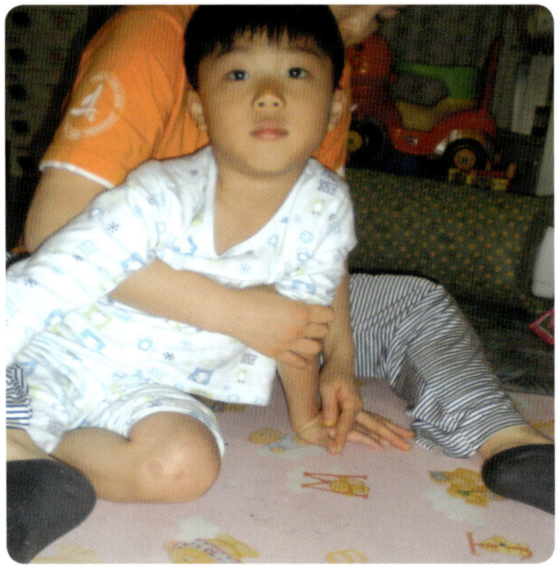

유도방법 : 1. 손상된 쪽 다리와 골반에 체중이 지지되게 하면서 옆으로 앉게 한다. 이때 아동의 얼굴은 손상되지 않은 쪽 발뒤꿈치쪽을 향하도록 한다.

2. 손상된 쪽 팔을 머리 위로 늘려 주면서 골반의 체중 지지와 몸통이 늘어나게 한다. 이때 팔을 바깥쪽으로 외회전 시키고 팔을 펴서 손가락을 펴게 한다.

3. 또한 옆으로 앉은 자세에서 손상된 쪽 손을 옆 또는 뒤로 지지하게 한다. 보호자는 아동의 어깨와 몸통으로 체중 지지와 이동을 시킨다. 이때 손상된 쪽의 몸통이 늘어나도록 한다.

주의사항 : 머리가 뒤로 젖혀지거나 어깨가 앞으로 나오지 않도록 주의한다.

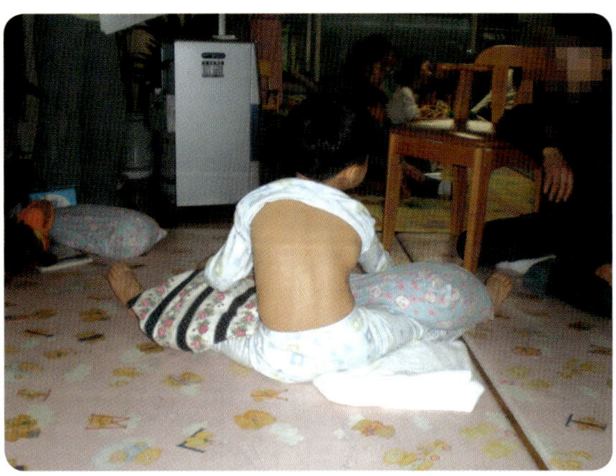

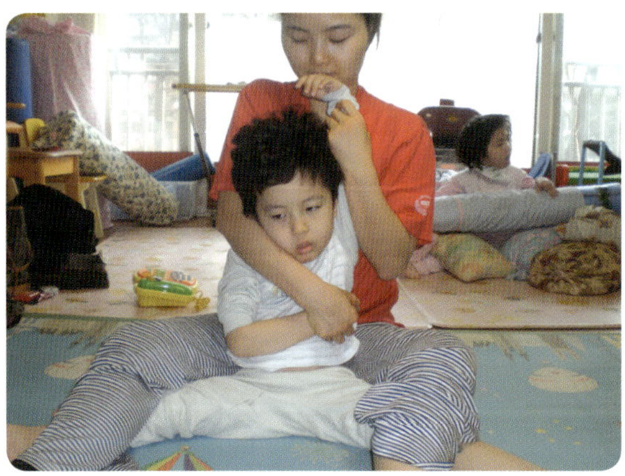

유도방법 : 1. 아동은 양다리를 벌리고 앉게 한다. 이 자세에서 손상된 쪽 골반에 체중 지지를 위해 반대측 골반에 수건을 말아서 조금 높게 대어 준다. 양다리는 쌀자루를 고정시켜 주며 손상된 쪽 상지가 위로 올려 지도록 받침대를 놓아 준다.

2. 또한 앉은 자세에서 손상된 쪽 팔을 위로 올려 어깨 근육을 늘려 주는 것을 반복한다. 또한 뒤로 지지하게 하여 몸통의 자세를 바르게 해준다.

주의사항 : 손상된 쪽의 골반 지지와 몸통이 늘어나는지 관찰한다.

필요사항 : 쌀자루, 수건, 받침대

3) 네발기기 자세에서 일어나기 유도하기

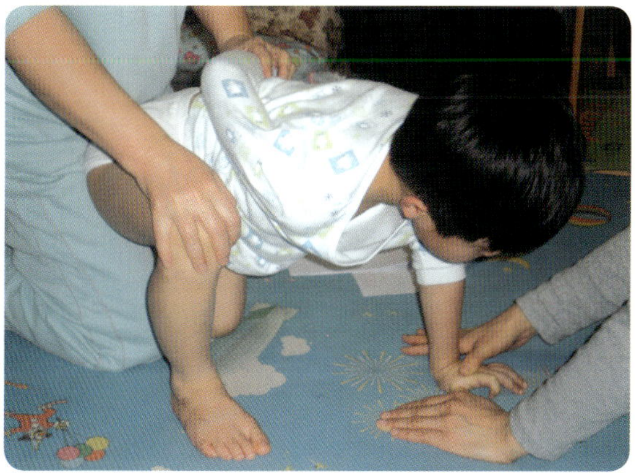

유도방법 : 1. 네발기기 자세에서 손상된 쪽 손과 무릎을 지지하게 하면서 몸통을 오목한(concave)쪽으로 늘려 준다. 이때 손상되지 않은 쪽 팔과 다리가 지지되지 않게 한다.

2. 보조자가 손상된 쪽 팔과 손을 잡아 주는 동안 보호자는 손상된 쪽 어깨와 골반으로 체중 지지와 체중 이동을 시킨다.

3. 위의 동작 후에 손상되지 않은 쪽 다리를 세워서 손상된 쪽의 무릎 지지를 촉진시킨다.

주의사항 : 건강한 쪽으로 기울어지지 않게 한다.

필요사항 : 보조자 1명

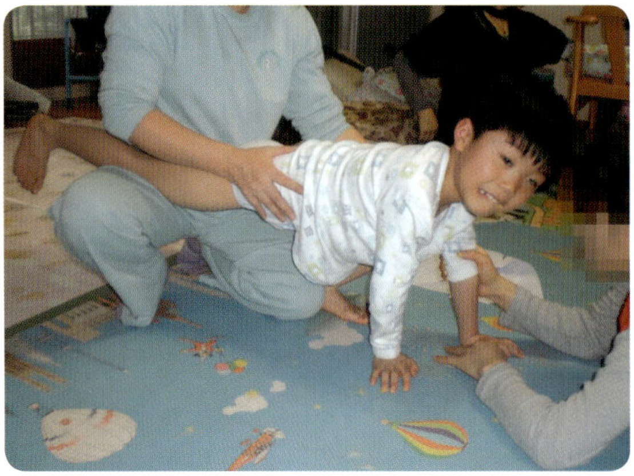

유도방법 : 1. 네발기기 자세에서 손상된 쪽의 다리를 세워 발바닥을 지지하게 하며 반대쪽 다리는 쭉 펴서 몸통과 일직선이 되게 올려 준다.

2. 이때 손상된 쪽 팔을 잡아 주며 손상된 쪽 무릎을 바깥쪽으로 뒤꿈치쪽으로 눌러 주며 보호자는 아동의 체중이 손상된 쪽으로 지지되도록 움직여 준다.

3. 이 자세에서 손상된 발을 지지하면서 쪼그려 앉기를 유도한다.

주의사항 : 아동의 몸통이 건강한 쪽으로 기울어지지 않게 한다.

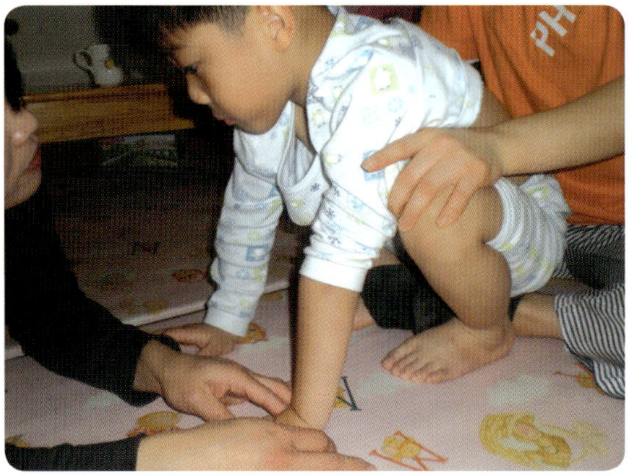

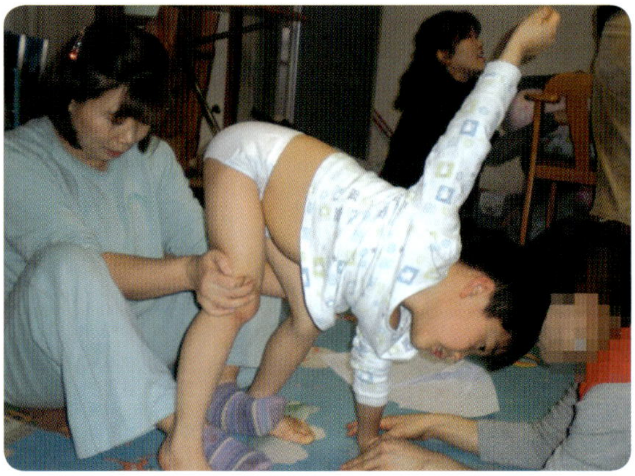

유도방법 : 1. 손바닥을 지지하고 쪼그려 앉은 자세에서 보호자는 체중이 손상된 쪽으로 가게 밀어 주면서 쪼그려 앉은 자세에서의 체중 이동을 경험시킨다.

2. 손바닥을 지지하고 쪼그려 앉기에서 엉덩이를 들고 일어날 때도 체중이 손상된 쪽으로 가도록 기울여 준다.

주의사항 : 손상되지 않은 쪽으로 기울어지지 않도록 하며 비정상 자세가 나타나지 않도록 한다.

필요사항 : 보조자 1명

4) 몸통과 손상된 상지, 하지의 근력 증가

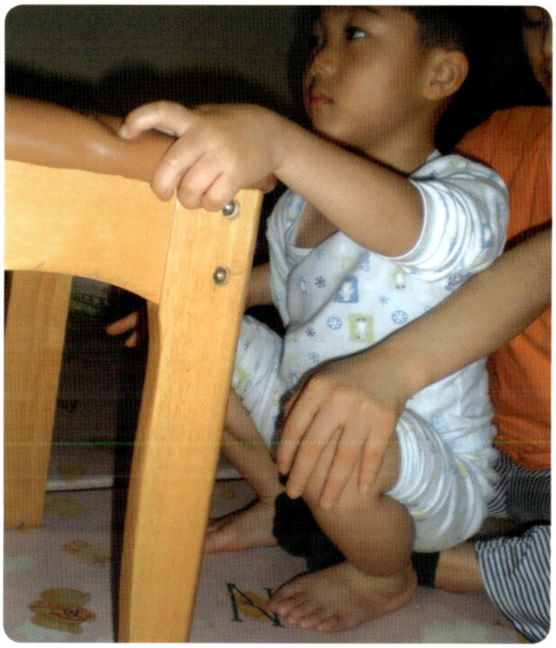

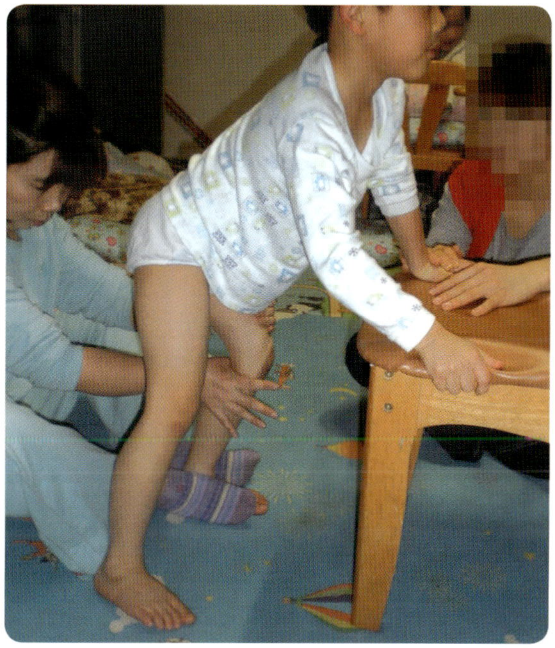

유도방법 : 1. 의자나 탁자에서 보조자는 손상된 쪽의 손을 잡아 주며 보호자는 아동의 뒤에서 양쪽 무릎을 잡아 주며 일어나기와 앉기를 반복시킨다.

2. 이때 보호자는 아동을 손상된 쪽으로 기울여 주어 손상된 측으로 힘을 주며 일어나게 한다.

주의사항 : 손상되지 않은 쪽에 힘이 가해지지 않도록 한다.

필요사항 : 보조자 1명

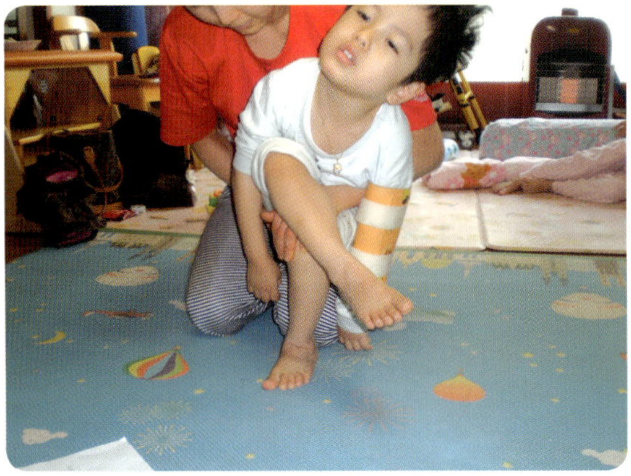

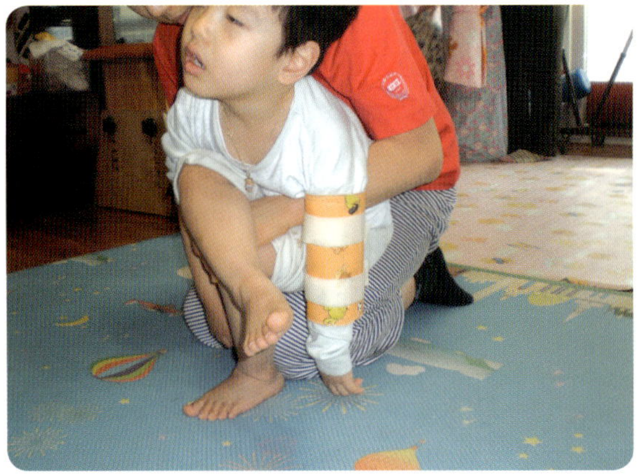

유도방법 : 1. 쪼그려 앉은 자세에서 손상된 쪽 다리에만 체중 지지를 위해 손상되지 않은 쪽 무릎 밑으로 보호자 팔을 넣어 손상된 쪽 무릎을 보호자의 양손으로 잡아 준다.

2. 손상된 쪽 발만 지지하고 일어서기를 유도한다. 이때 보호자는 일어나지 못하게 함으로써 근력을 증가시킨다.

3. 팔에는 팔 보호대를 착용하거나 보호자가 고정시켜 주며 비정상 자세를 억제시킨다.

필요사항 : 팔 보호대

5) 반무릎 자세에서 일어서기

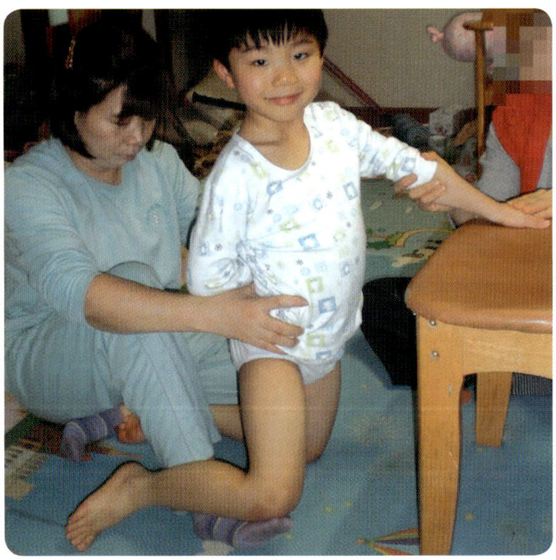

유도방법 : 1. 무릎 서기 자세에서는 손상된 쪽 팔을 의자나 공에 기대게 하여 손상된 쪽 무릎에 체

중을 주게 한다.

2. 체중 지지 쪽에서 몸통이 늘어나는 것을 관찰한다.

3. 이 자세에서 건강한 쪽 다리를 세우도록하며 반무릎 서기 자세를 취하게 한다.

주의사항 : 체중 지지 쪽 무릎이 내회전되지 않게 하며 건강한 쪽으로 힘이가지 않도록 유의한다.

필요사항 : 공, 의자

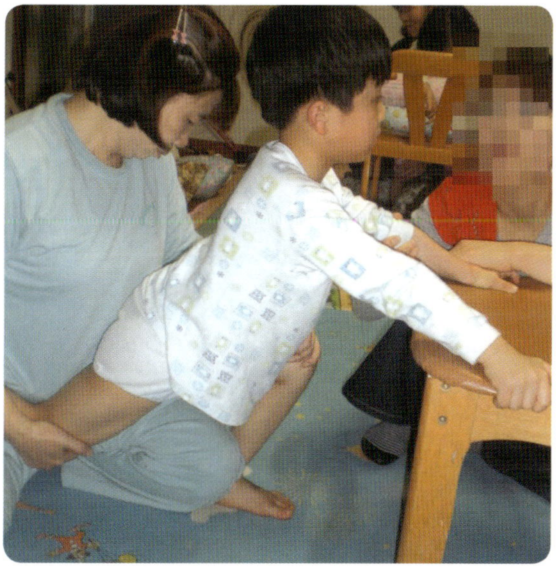

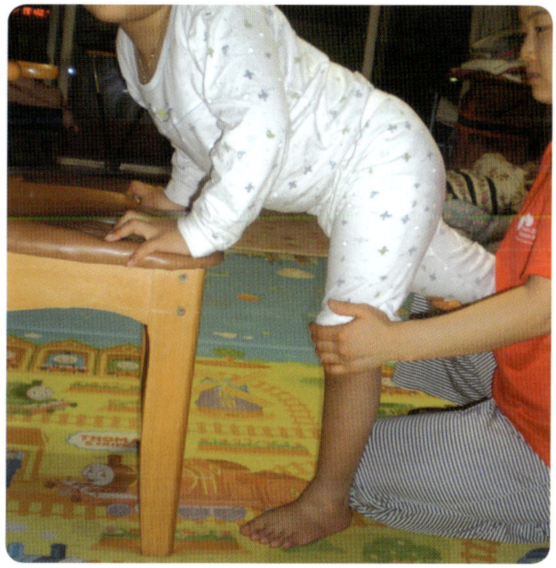

유도방법 : 1. 손상된 쪽 손을 펴서 의자나 공위에 지지하게 한다. 필요에 따라 보조자가 잡아 준다.

2. 손상된 쪽 다리를 90°로 세워서 손상된 쪽 다리를 디디고 일어서게 한다. 이때 손상되지 않은 쪽 다리를 들어 준다.

3. 손상된 쪽 다리로 일어서기와 앉기를 반복한다.

주의사항 : 몸통이 손상되지 않은 쪽으로 기울어지지 않게 손상된 쪽 어깨와 몸통을 보조자가 고정하여 준다.

필요사항 : 의자, 공, 보조자 1명

6) 서 있는 자세에서 균형 유지

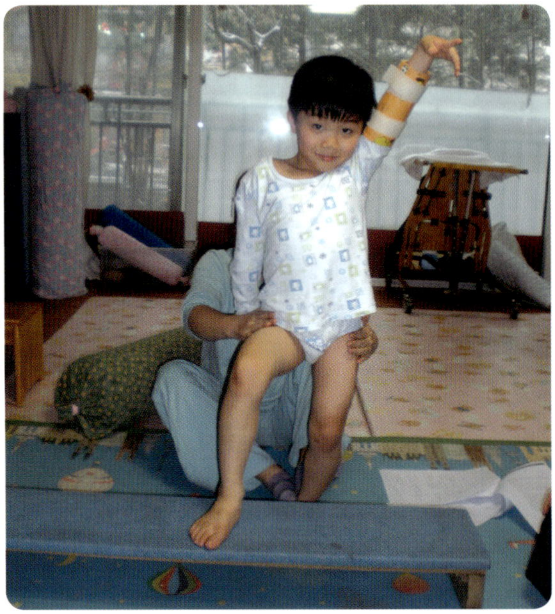

유도방법 : 1. 굴림통이나 발판 위에 손상되지 않은 쪽 발을 올리게 하며 손상된 쪽을 지지하며 서 있게 한다.

2. 이때 손상된 쪽 팔을 위로 올리게 하며 몸통 근육을 늘린다.

3. 지지한 쪽 다리를 약간 구부려 발바닥의 아치가 형성되게 하면서 체중 지지와 체중 이동을 시킨다.

주의사항 : 손상되지 않은 쪽으로 골반과 몸통이 돌아가지 않게 한다.

필요사항 : 굴림통, 발판

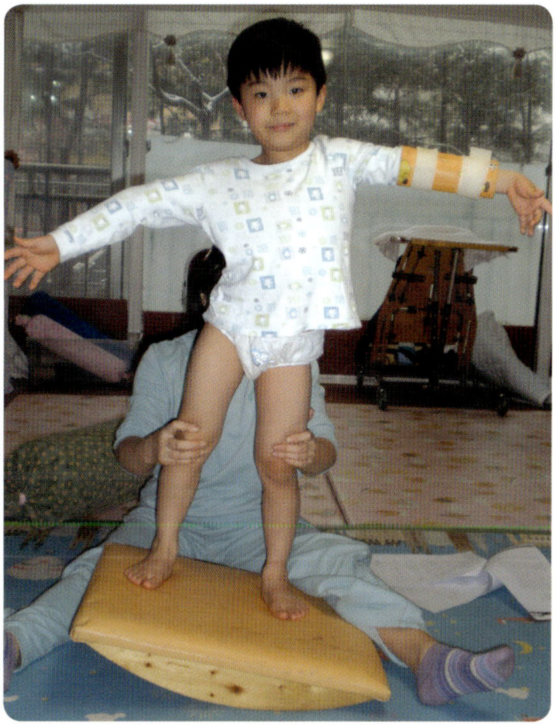

유도방법 : 1. 균형판 위에 아동을 서 있게 한다.
2. 손상된 쪽으로 균형판을 기울여 주며 이때 몸통이 늘어나며 체중이 지지되는 것을 관찰한다.

주의사항 : 상지에 비정상적인 자세를 억제시키기 위해 필요하면 팔 보호대를 착용한다.

필요사항 : 팔 보호대, 균형판(balance boader)

7) 걷기를 유도하기

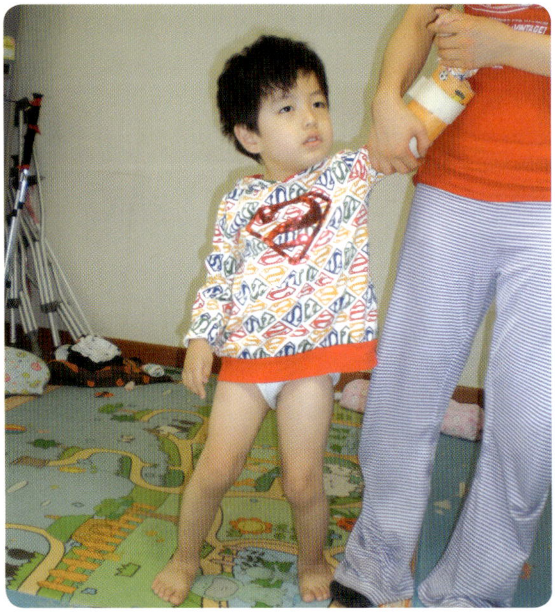

유도방법 : 1. 손상된 쪽으로 골반을 기울여 주면서 체중을 이동하게 한다.

2. 손상된 쪽 팔에 팔 보호대를 대주어 비정상 자세를 억제시킨다.
3. 손상된 쪽 팔을 밖으로 돌리면서 손목도 같이 펴주어 위로 올려 하지에 체중 지지가 더 많이 되도록 유도하면서 손상된 쪽 팔꿈치와 손을 잡고 걷게 한다.
4. 양손을 이용하여 대칭적으로 의자나 물건을 밀고 다니도록 한다.

주의사항 : 걸을 때 손상된 쪽 발이 뒤쳐지는지 관찰한다.

필요사항 : 팔 보호대, 의자

5. 무정위형, 실조형(Athetoid, Ataxia)

무정위형이나 실조형의 아동에서의 운동자세 유도는 근육의 수축력을 증가시키는 것이 중요하다. 정상적인 자세에서 필요한 근긴장력을 유지하게 하며 불필요한 근육의 흔들림이나 불수의적 움직임이 나타나지 않을 정도의 자극을 주어 비정상 자세를 억제시킨다.

1) 누운 자세에서 관절 자극(압축) 방법

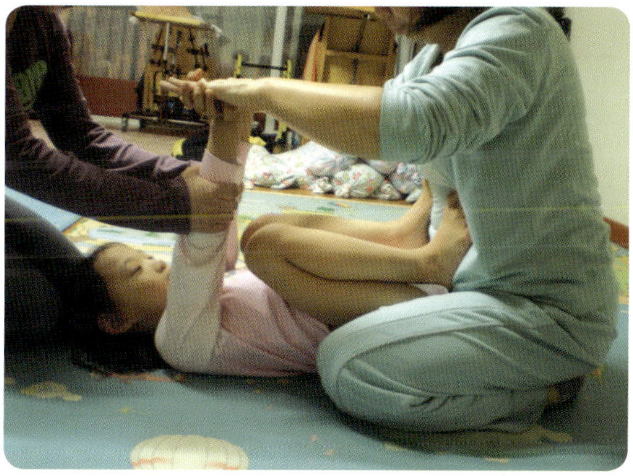

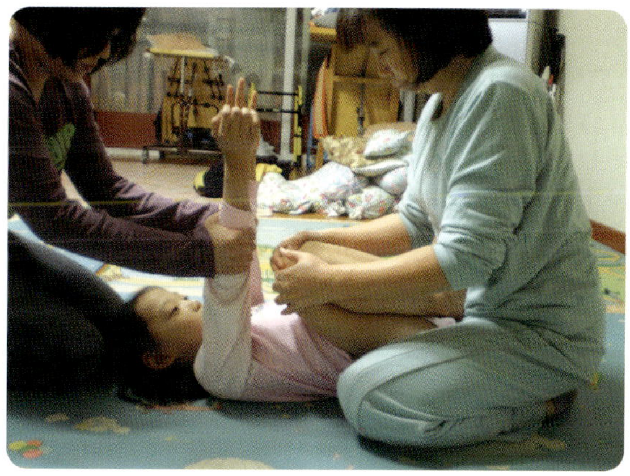

유도방법 : 1. 경직을 동반한 무정위형에서는 근육이완 운동을 시도한 후 관절 자극(압축) 운동을 실시한다.

2. 보조자는 아동의 머리가 움직여지지 않게 무릎 사이에 고정시키면서 아동의 팔을 90° 세워서 손바닥에서 압력을 가한다.

3. 이때 보호자는 아동의 양다리를 대칭적으로 구부려 주면서 골반쪽으로 압력을 주어 불필요한 근육의 움직임을 억제시킨다.

주의사항 : 운동 시 긴장도가 증가하는 아동은 상지와 하지에 압축을 동시에 실시하지 않고 분리하여 실시한다.

필요사항 : 보조자 1명

참고사항 : 1. 압력이나 저항을 줄 때 불필요한 근육 움직임을 억제하기 위해 숫자를 세어 주며 긴장도가 줄어들거나 없어질 때까지 정상적인 자세로 잡고 있어야 한다.

2. 이 자세에서의 압력은 아동이 저항하는 정도의 힘을 가하며 비정상 자세가 나타나지 않고 정상자세가 유지되는 정도로 자극을 가한다.

3. 처음에는 아동이 비정상 자세를 유지하려고 하여 보조자나 보호자가 많은 관절자극(압축)이 필요하지만, 여러 번 반복하여 아동의 근긴장도가 줄어들면 점차 관절자극(압축)

의 정도도 줄어들며 정상 자세 유지가 쉬워진다.

4. 큰 아동이나 근긴장도가 높은 아동의 경우 여러 명의 보조자가 필요하다.

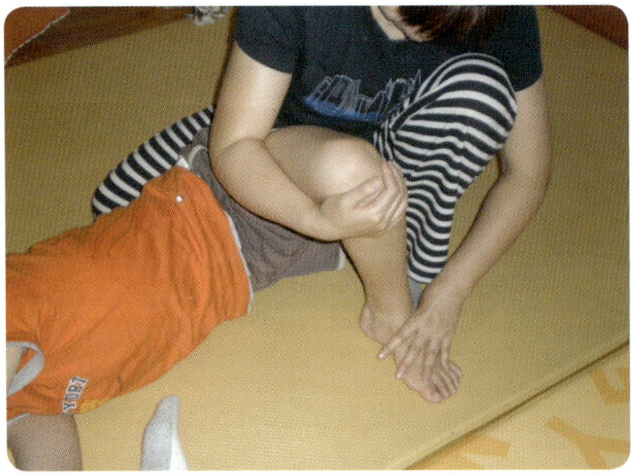

유도방법 : 발바닥의 아치가 내려 앉은 경우

1. 옆으로 누운 자세에서 보호자는 아동의 위쪽 다리를 90°로 세워 발의 바깥쪽으로 디디게 한다.
2. 이때 보조자는 머리와 어깨, 팔을 잡아 주어 불수의적인 움직임이 안 나타나게 한다.

주의사항 : 아동이 상태를 관찰하며 서서히 유도한다.

필요사항 : 보조자 1명

2) 누운 자세에서 앉기 유도와 앉은 자세를 유지하기

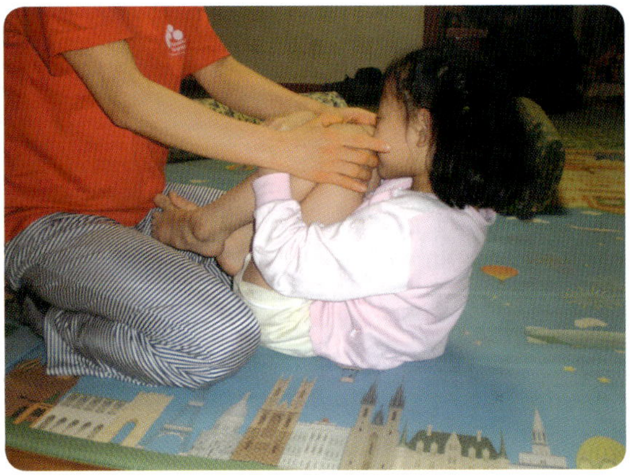

유도방법 : 1. 양팔로 양 무릎을 잡게 하고 보호자는 아동의 양 무릎이나 어깨를 감싸 안으면서 대칭

적으로 일어나기를 촉진한다.

2. 머리 조절이 잘 안되는 경우 자세를 낮추어서 실시한다.
3. 약간씩 체중을 이동시킨다.

주의사항 : 아동의 몸통, 상·하 다리가 대칭 상태인지를 확인한다.

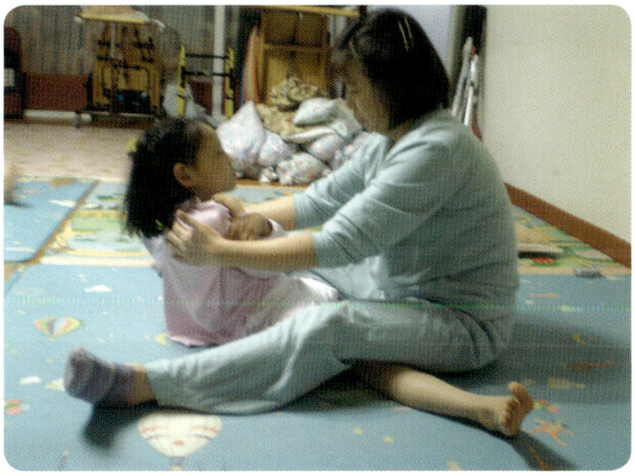

유도방법 : 1. 일으켜 앉힐 때 양팔을 엇갈리게 하여 잡아 주면서 보호자는 아동의 어깨를 잡아 똑바로 일어나게 한다.

2. 이때 보호자는 아동의 다리를 벌리거나 무릎을 구부려 고정시킨다.

주의사항 : 비대칭적인 자세가 나타나지 않게 하며 골반이 들려지지 않게 한다.

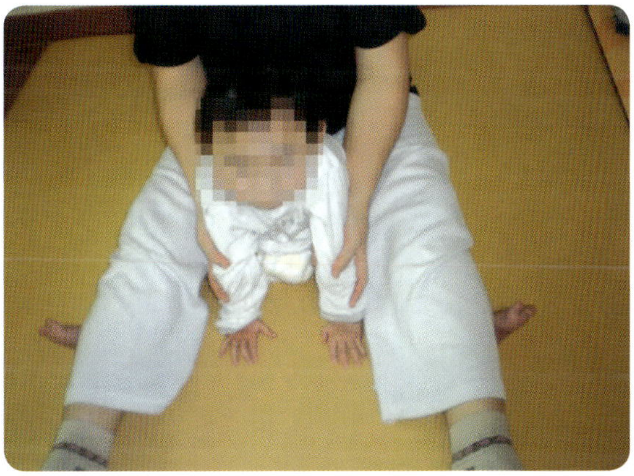

유도방법 : 1. 아동의 다리에 긴장도가 있으면 다리를 벌려 주어 보호자의 다리로 고정시킨 상태에서 앉게 한다. 이때 쌀주머니로 아동의 다리를 고정시켜도 된다.

2. 이때 양손은 대칭적으로 바닥에 지지하게 하며 어깨와 머리에서 압축한다. 필요에 따라

손과 팔꿈치를 보조자가 잡아 주어 안정되게 한다.

3. 큰 아동은 보조자가 아동의 팔과 손을 잡아 주며 보호자는 머리와 어깨에서 압축을 가한다.

주의사항 : 압축이나 자극이 강하면 비정상적인 자세가 나타나므로 아동의 상태를 관찰하며 자극의 정도를 조절한다.

필요사항 : 보조자 1명

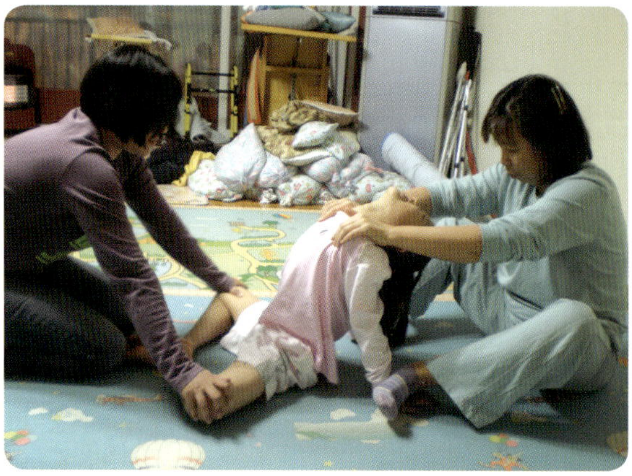

유도방법 : 1. 아동의 양다리를 대칭으로 하여 앉은 자세에서 보호자는 아동의 양팔을 뒤로 하여 지지하게 하고 아동의 머리와 어깨에서 압축을 준다.

2. 이때 보조자는 앞에서 다리를 벌리거나 무릎을 구부려 주며 움직이지 않게 고정해 준다.

주의사항 : 다리나 몸통에서 신전이나 불수의 움직임이 일어나지 않게 보조자가 잡아 준다.

필요사항 : 보조자 1명

3) 팔꿈치와 무릎 지지에서의 자극 방법

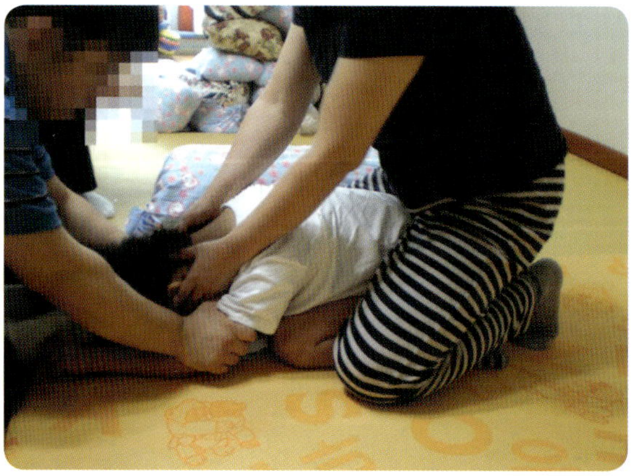

유도방법 : 1. 아동의 양 무릎을 구부리게 하여 앉은 자세에서 보호자는 아동의 뒤에서 골반과 다리를 고정시키며 아동의 어깨부위를 양쪽 대칭적으로 잡아 팔꿈치쪽으로 압축시킨다. 필요에 따라 아동의 머리를 대칭으로 잡아 준다.

2. 보조자는 아동의 앞에서 팔꿈치가 대칭으로 지지되게 고정시켜 주며 아동이 올바른 자세를 유지하는데 스스로 느끼며 협조하도록 숫자를 세어 긴장도를 억제시킨다.

주의사항 : 과다한 압축은 불수의적인 움직임을 더욱 촉진시킴으로 압축을 가할 때 압축의 정도는 아동의 긴장도에 따라 조절하여야 한다.

필요사항 : 보조자 1명

4) 네발기기 자세에서의 자극 방법

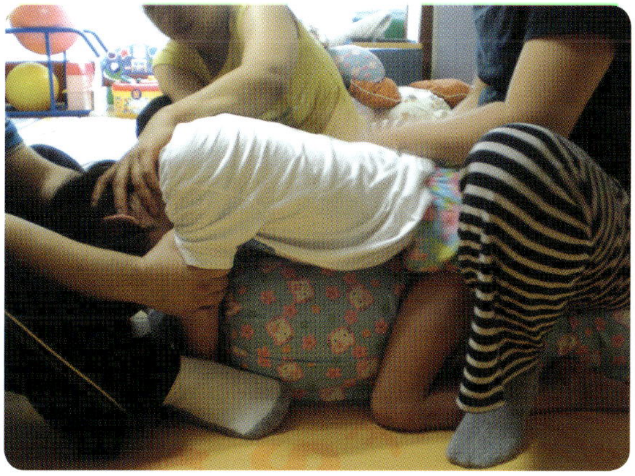

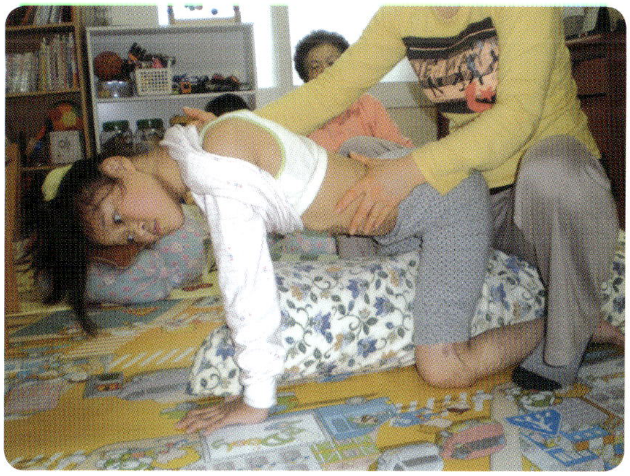

유도방법 : 1. 상지와 하지 관절을 90°가 되도록 하면서 네발기기 자세를 취해 주고 필요하면 굴림통 위에서 자세를 고정시킨다.

2. 보조자는 아동의 앞에 앉아 발로 아동의 손바닥을 펴서 고정시켜 주고 팔꿈치가 굽혀지지 않도록 잡아 준다.

3. 보호자는 굴림통 위에 앉아 아동의 골반과 무릎을 고정시키면서 아동의 어깨를 아래쪽, 손바닥쪽으로 자극하고 필요에 따라 머리를 조정시켜 주면서 움직이지 않게 잡아 준다.

4. 불수의 움직임이나 흔들리는 증상이 없어질 때까지 자세를 고정시킨다.

주의사항 : 아동이 비정상적인 자세를 취하려고 움직일 때, 보호자는 유도하려는 자세를 정확히 잡아 주어 계속 자세를 유지시키도록 하여야 한다. 다음 동작은 아동의 긴장도가 낮아져 올바른 자세가 유지되면 시행한다.

필요사항 : 굴림통, 보조자 1명

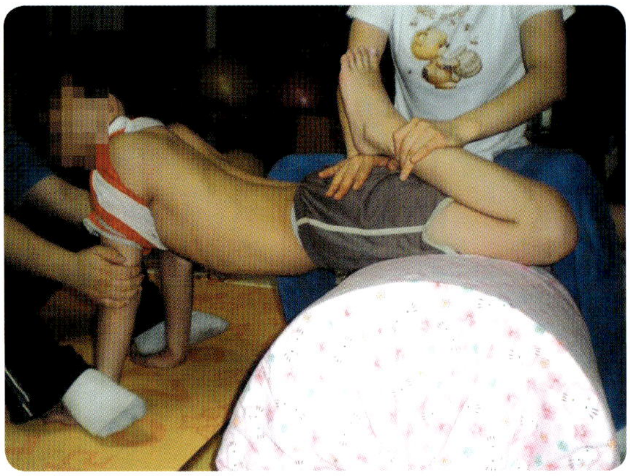
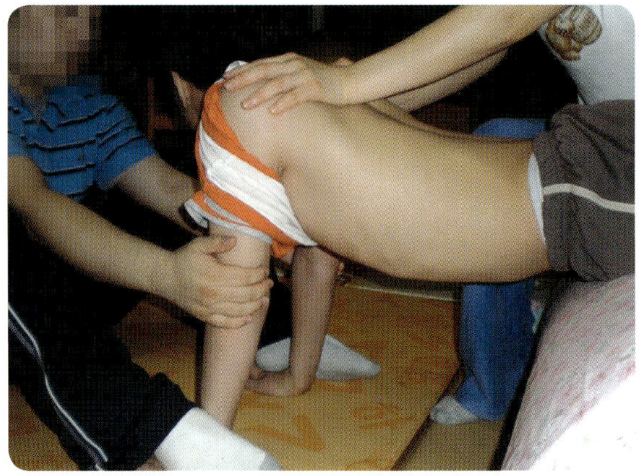

유도방법 : 1. 아동은 팔을 짚고 엎드린 자세에서 아동의 팔을 보조자가 잡아 주고 보호자는 아동의 어깨 높이 또는 어깨보다 조금 높은 굴림통을 골반 밑에 대준다. 이때 양다리는 쭉 펴서 벌려 주어 상지와 몸통이 대칭적으로 안정되게 한다.

2. 상지와 몸통 조절을 위해 어깨와 머리를 고정시켜 주며 어깨에서 골반쪽, 손바닥쪽으로 압력을 가한다. 이때 몸통과 골반이 바르게 정렬되어 있어야 한다.

3. 자세가 안정되고 하지에 긴장도가 조절되어지면 무릎을 한쪽씩 구부려 주어 분리 운동을 시킨다.

주의사항 : 골반이 들리지 않도록 잘 고정하여 준다.

필요사항 : 굴림통, 보조자 1명

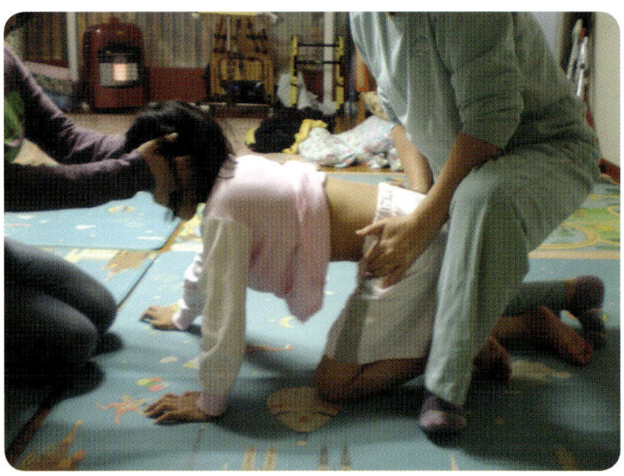

유도방법 : 1. 네발기기 자세 유도 시 보조자는 아동의 머리를 잡아 주어 머리에서 불수의 움직임이나 흔들림이 나타나는 것을 억제시켜 준다.

2. 보호자는 어깨나 골반에서 조정해 주며 네발기기를 유도한다.

주의사항 : 머리의 자세를 고정해야 팔, 다리의 움직임이 안정되게 나타난다.

필요사항 : 보조자 1명

5) 무릎서기에서의 자극 방법

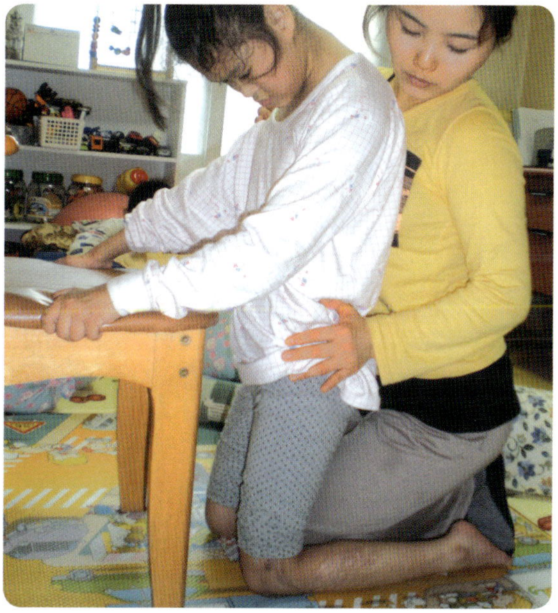

유도방법 : 1. 아동은 벽이나 의자 앞에 양손이 대칭되게 하여 무릎으로 선 자세를 유지하게 한다.

2. 보호자는 골반과 어깨에서 압력을 주어 자세 유지를 시키고 어깨에서는 손바닥과 무릎 방향으로 압력을 가하고 골반에서는 무릎 쪽으로 압력을 가한다. 하지를 잘 고정하여 무릎으로 선 자세를 바르게 유지하여야 한다.

3. 보조자는 아동의 팔이 밑으로 내려오지 않게 잘 고정시키고 머리가 정면을 유지하도록 도와준다.

주의사항 : 아동의 머리가 정면을 향하지 않으면 손과 다리에서 불수의 움직임이 계속 나타나므로 아동의 머리를 고정하는 것이 중요하다.

필요사항 : 벽, 의자, 보조자 1명

6) 손과 발 지지를 유도하기

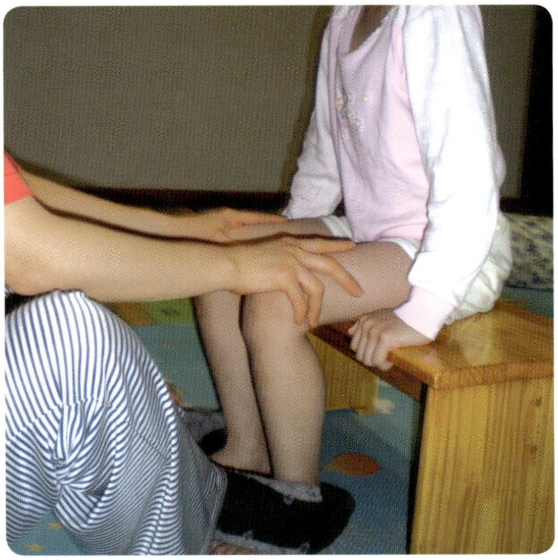
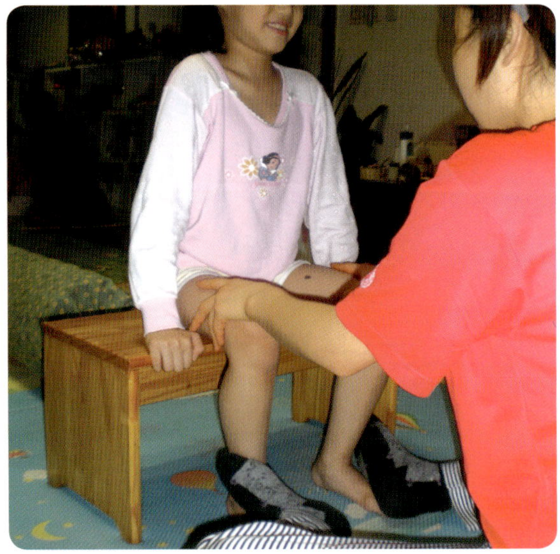

유도방법 : 1. 의자에 앉아서 손과 발을 고정시킨다.

2. 자세를 올바르게 유지하게 하고 어깨나 무릎에서 아래쪽으로 압력을 준다. 필요하면 머리에서도 압력을 준다.

3. 배와 등을 약간씩 두드리면서(tapping) 자세를 조절한다.

주의사항 : 아동의 팔이나 다리가 들리지 않게 하며 머리와 몸통, 골반이 대칭적으로 유지하는지 관찰한다.

필요사항 : 의자 또는 아동의 높이에 맞는 탁자

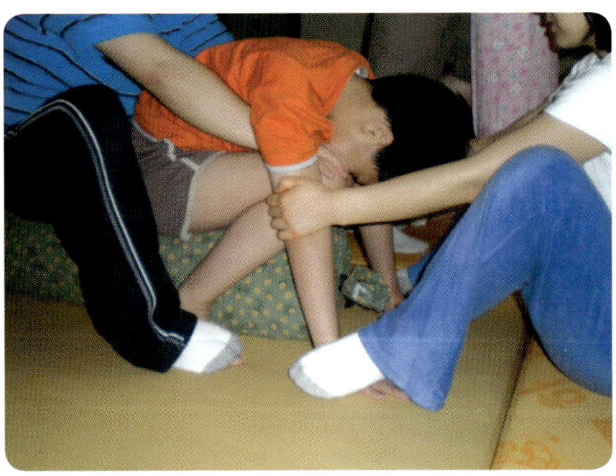
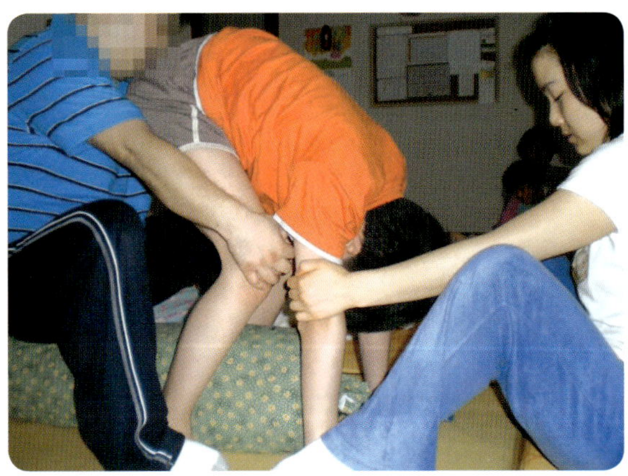

유도방법 : 1. 아동을 굴림통 위에 앉혀서 손바닥과 발바닥을 지지하고 앉아 있게 한다.

2. 보호자는 굴림통 위에서 아동의 어깨와 골반을 잡아 주며 자세가 안정되면 엉덩이를

들어 올리도록 유도한다.

3. 여러번 반복하여 상지와 하지에 불수의적인 움직임을 없앤다.

4. 이때 보조자는 아동의 팔을 잡아 준다.

주의사항 : 머리를 가운데로 고정하여 주고 모든 자세가 한쪽으로 기울지 않고 대칭이 되는지 관찰한다.

필요사항 : 보조자 1명, 굴림통

7) 일어서기를 유도하기

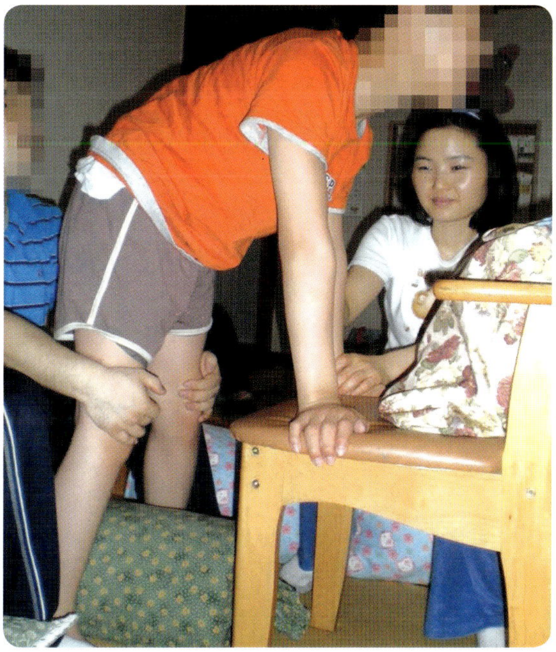

유도방법 : 1. 하지의 안정성 증진을 위해 아동을 굴림통 위에 서게 하여 발을 고정시키고 보조자는 아동의 손을 의자나 벽에서 움직이지 않게 고정시켜 주며 보호자는 아동의 어깨와 골반에서 압축을 준다.

2. 모든 자세는 대칭적으로 되어야 하며, 이때 머리를 정면으로 보게 함으로써 불수의적인 움직임이 나타나지 않도록 하면서 서는 자세의 안정성을 증가시킨다.

주의사항 : 아동이 어깨에서 힘을 주어 뒤로 젖혀지는지 관찰한다.

필요사항 : 굴림통, 보조자 1명

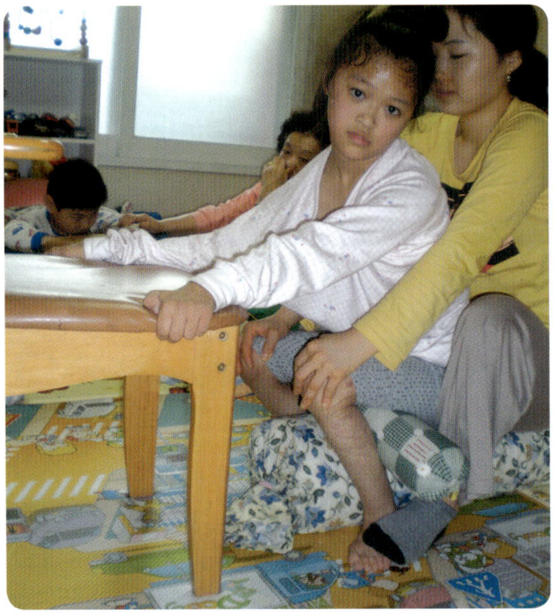

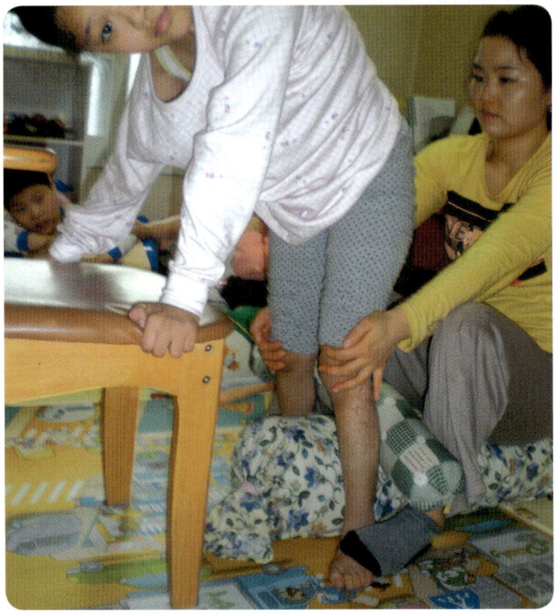

유도방법 : 1. 아동의 팔은 아동의 무릎을 잡거나 의자에 고정시키고 굴림통 위에 앉아 있게 한다.

2. 보호자는 아동의 뒤에서 발을 고정시키면서 엉덩이를 들고 서기를 유도한다. 어깨와 골반에서 압축을 주며 일어서기와 앉기를 반복하여 하지의 근력을 증가시킨다.

3. 하지의 조절 능력에 따라 굴림통의 높이를 조정한다.

주의사항 : 이 자세에서 팔과 몸통이 뒤로 젖혀지지 않게 한다.

필요사항 : 굴림통, 보조자 1명, 의자

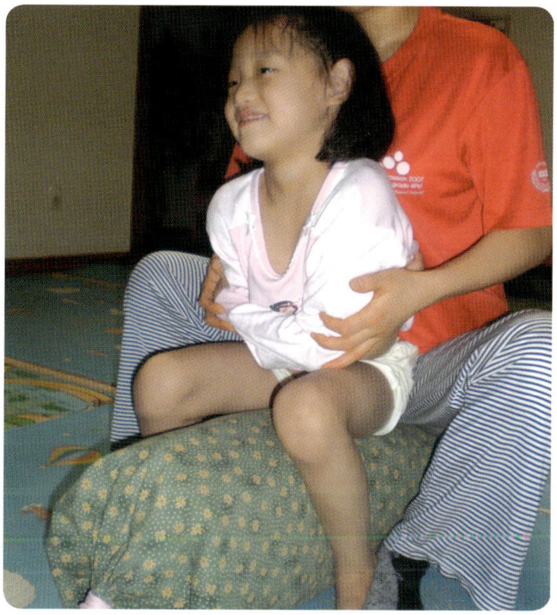

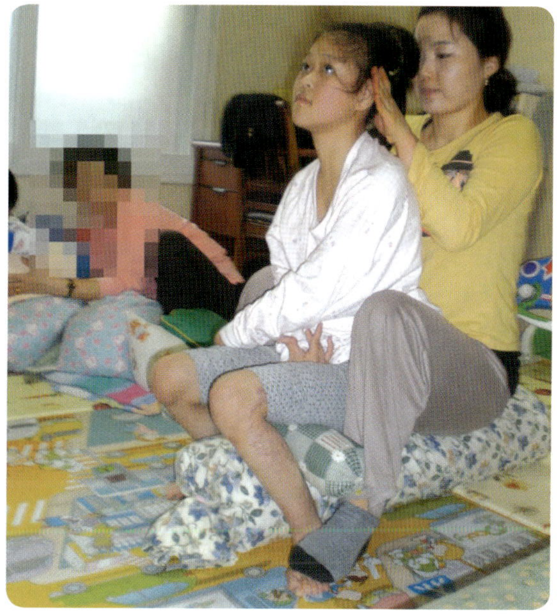

유도방법 : 1. 아동을 굴림통 위에 앉게 하며 보호자는 상지의 움직임을 억제시키기 위해 아동의 팔을 엇갈리게 잡아 주고 아동의 몸통을 앞으로 약간 숙여주면서 양옆으로 굴림통을 움직여 체중을 이동시킨다.

2. 이때 보조자는 아동의 앞에서 무릎을 잡아 주며 조정해 준다.

주의사항 : 머리와 몸통을 뒤로 젖히지 않게 주의한다.

필요사항 : 굴림통, 보조자 1명

8) 걷기를 유도하기

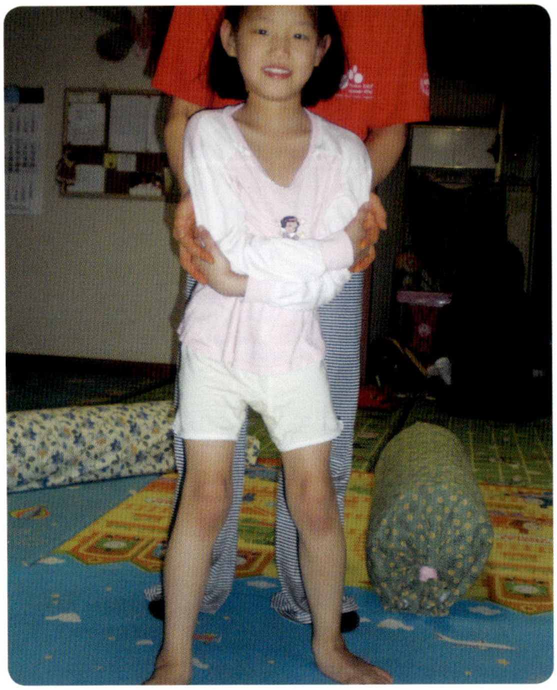

유도방법 : 1. 상지와 하지의 압축법으로 근긴장도가 잘 조절되고 약한 근육에 힘이 생기면 상지의 불수의적인 움직임을 억제시키면서 걷기를 유도한다.

2. 양손을 대칭으로 하여 의자나 워커를 밀게 한다. 조절이 잘 안되면 보조자가 도와 준다.
3. 보호자는 아동의 뒤에서 손을 엇갈리게 잡아 주고 몸통과 머리를 약간 숙이며 걷기를 유도한다.
4. 보호자는 아동의 골반을 잡고 손과 발을 지지하고 코끼리 걸음을 하게 한다. 이때 어깨와 골반에서 운동을 조절해준다.

주의사항 : 상지나 머리의 자세가 불안정하면 뒤쪽으로 힘을 주게 되어 하지의 안정성이 떨어진다.

필요사항 : 의자, 워커, 밀고 다닐 수 있는 물건(바퀴 없는), 보조자 1명

6. 이완형, 발달장애(Flaccid, Development disorders)

발달장애와 뇌성마비의 이완형 아동들에서는 경직이나 불수의 움직임이 없이 근육의 긴장도가 약하여 늘어져 있는 경우가 많으므로 이러한 아동의 치료 시에는 근육의 수축을 증가시키기 위하여 여러 가지 자극을 가하는 것이 필요하다. 여러 가지 자극으로는 압축, 두드리기, 부드러운 솔로 솔질하기, 피부 접촉, 기타 감각 자극 등을 이용하여 근력과 정상적인 자세를 촉진시킨다. 어린 아동에서의 이완형은 점차 다른 형태의 근긴장도로 진전될 수 있으므로 운동방법 접근 시 계속적인 평가와 치료방법의 변경이 필요하다.

1) 누운 자세에서의 자극 방법

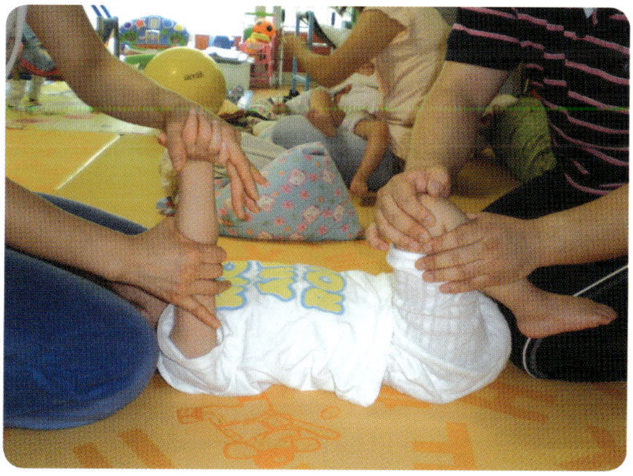

유도방법 : 1. 팔과 무릎을 90°로 고정해 주고 손바닥과 무릎에서 압축과 두드리기 등 자극을 가함으로써 어깨와 고관절을 자극한다.

2. 아동이 저항하는 힘이 느껴지도록 자극을 주며 자세를 유지시킨다.

필요사항 : 보조자 1명

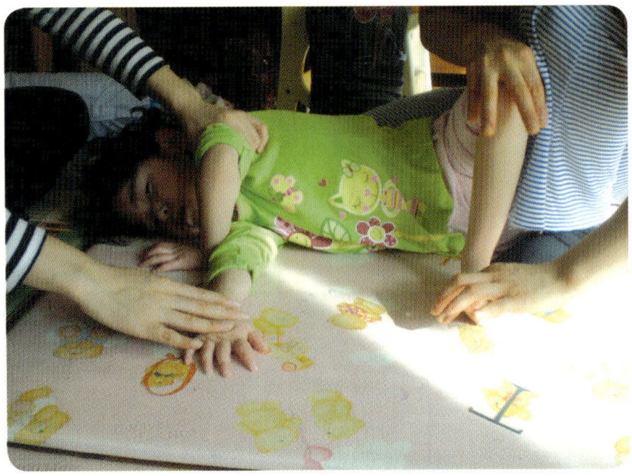

유도방법 : 1. 옆으로 누운 자세에서 어깨와 무릎을 세워 90°로 구부려서 손바닥과 발바닥을 지지하게 하면서 바닥쪽 몸통이나 골반, 어깨에 체중 지지와 감각을 느끼게 한다.

2. 이때 팔꿈치와 무릎에서 압력을 준다. 자세 유도 시 보조자가 같이 잡아 주어 실시해도 된다.

필요사항 : 보조자 1명

2) 팔꿈치와 무릎 자세에서의 자극 방법

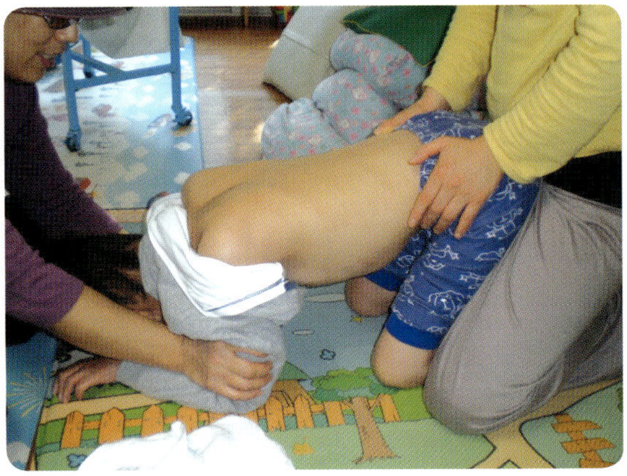

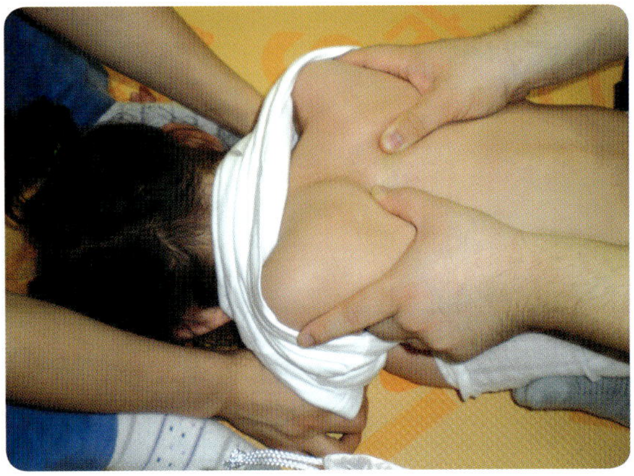

유도방법 : 1. 아동은 무릎을 구부린 자세로 엎드려 팔꿈치로 지지하게 한다. 필요하면 보조자가 아동의 양쪽 팔꿈치 부위를 잡아 준다.

2. 이때 어깨에서 팔꿈치 방향으로 압력을 주면 아동은 저항하는 힘을 주면서 팔꿈치를 지지하고 어깨와 몸통을 들어 올리려고 한다. 아동의 몸통과 팔의 각도가 90°에서 120°정도로 하여 팔꿈치가 지지되게 한다.

주의사항 : 자극의 정도는 아동의 반응을 관찰하면서 조절한다.

필요사항 : 보조자 1명

3) 앉은 자세 유지 및 균형 훈련

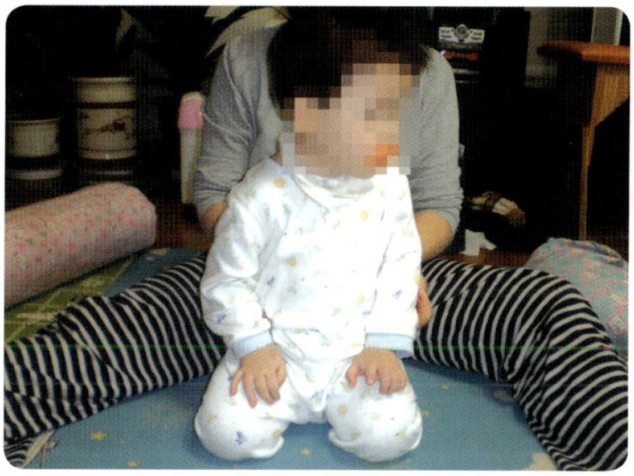

유도방법 : 1. 아동은 무릎을 구부려 뒤로 앉은 자세를 취하게 한다. 이때 양손을 바닥에 지지하게 하거나 무릎 위에 올리게 하고 보호자는 아동의 어깨와 팔을 잡아 주며 지지하는 쪽으로 압력을 준다.

2. 필요하면 보조자가 아동의 팔이나 손을 잡아 준다.

주의사항 : 아동이 균형이 깨져 앞으로 넘어질 수 있으므로 잘 관찰한다.

필요사항 : 보조자 1명

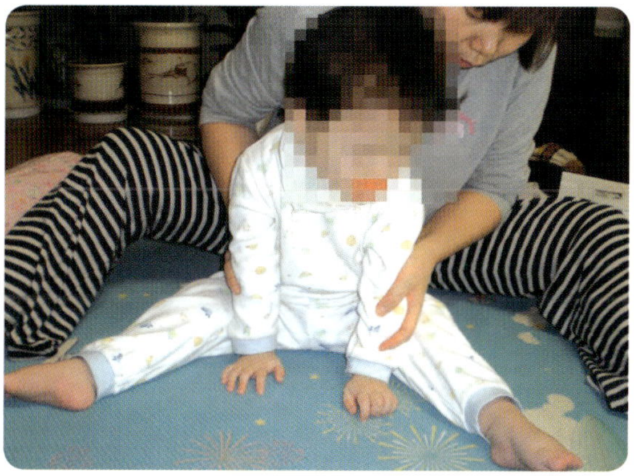

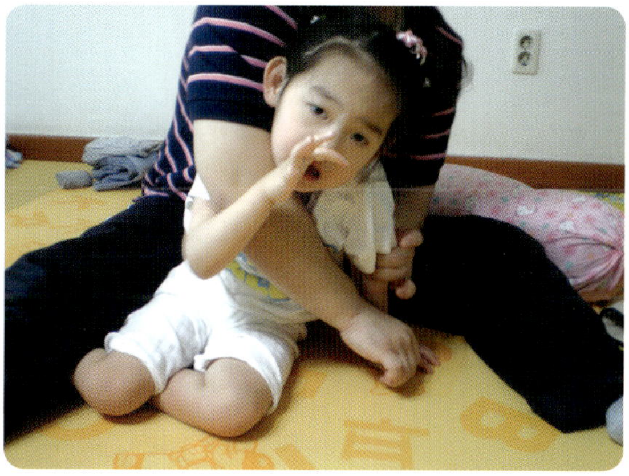

유도방법 : 1. 보호자의 앞에 아동의 손을 앞으로 지지하게 하면서 아동의 다리를 벌려서 앉힌다. 아

동의 어깨에서 압력을 주며 앉은 자세를 유지시킨다.

2. 이때 보호자는 머리와 몸통, 골반을 바르게 정렬시킨다.
3. 아동을 옆으로 앉은 자세를 취하게 하고 어깨에서 압력을 주면서 손을 지지하게 한다.
4. 양측을 교대로 해준다.

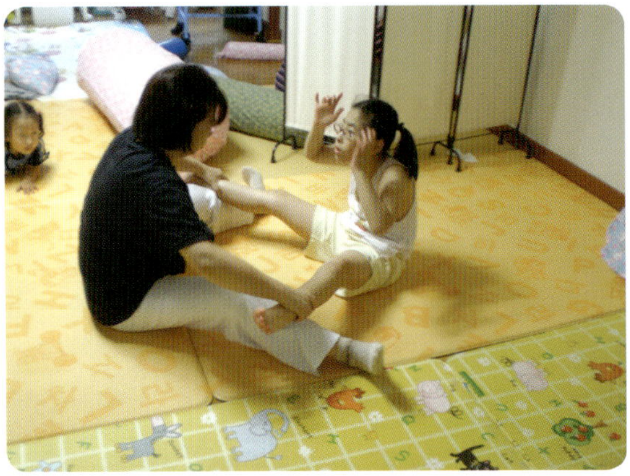

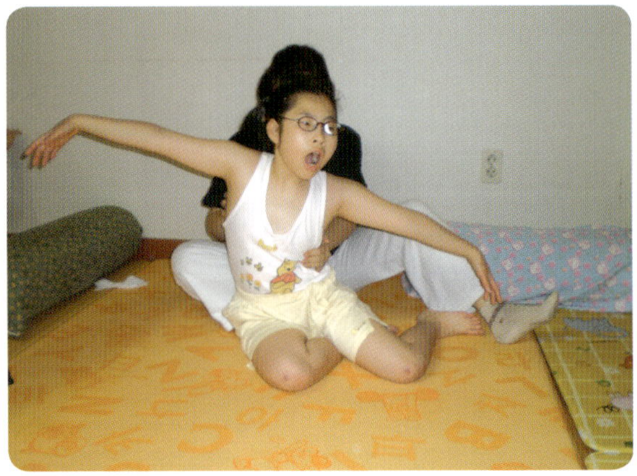

유도방법 : 1. 보호자는 아동의 앞에 앉아서 아동의 양다리를 잡고 앉은 자세에서의 균형을 유지하도록 유도한다.
2. 또 다른 균형 훈련의 방법으로 아동의 두손을 벌리고 옆으로 앉게 하며 다시 반대방향으로 교대로 반복하여 앉게 한다.
3. 옆으로 앉은 자세 유도 시 아동의 머리나 몸통의 자세에 따라 잘 안되는 쪽에서 더 많이 실시한다.

4) 네발기기 자세에서의 자극 방법

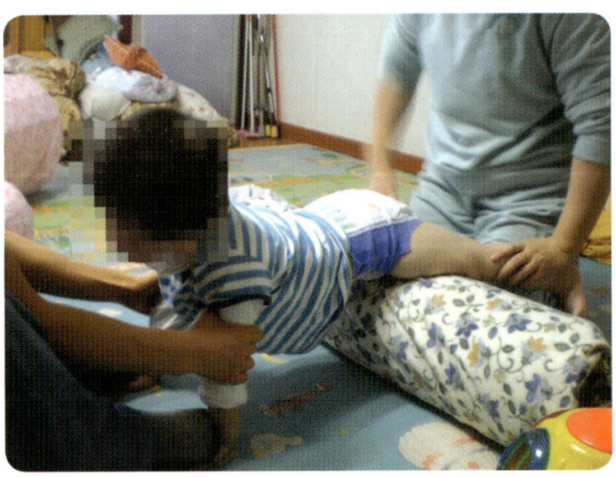

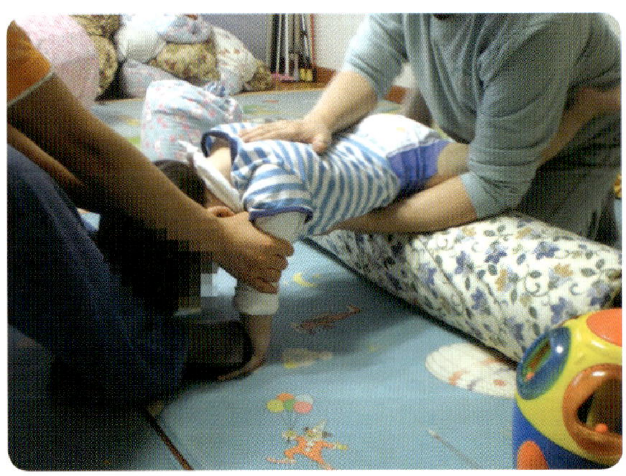

유도방법 : 1. 아동의 손바닥을 지지하게 하고 굴림통 위에 엎드린 자세에서 어깨와 몸통, 다리가 수평이 되게 하며 상지의 지지를 촉진시킨다.

2. 이때 보조자에게 아동의 팔을 잡아 주게 하고 보호자는 아동의 뒤에서 어깨와 배, 등에서 자극을 주어 근육 수축을 촉진시킨다.

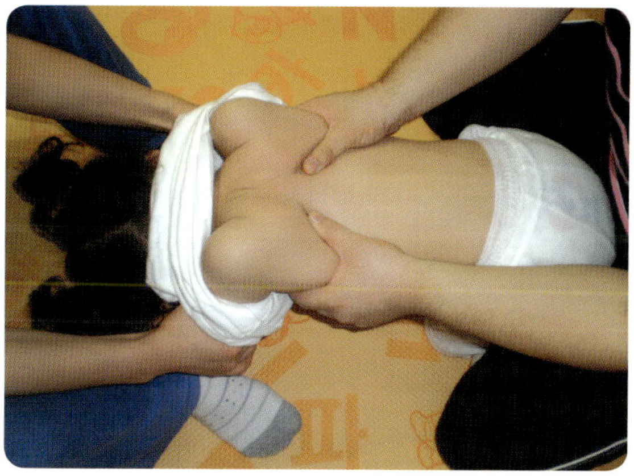

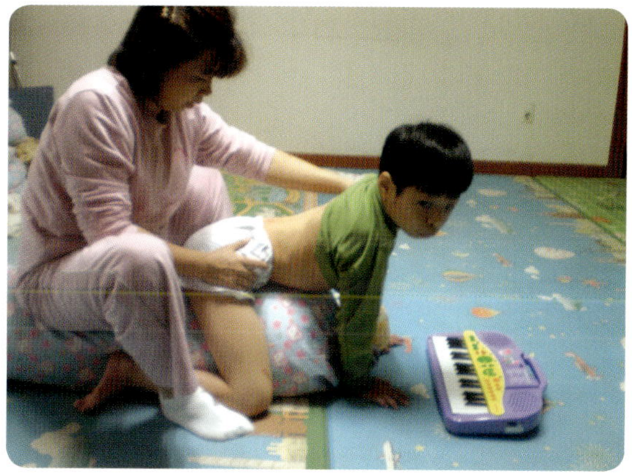

유도방법 : 1. 아동의 손과 무릎을 지지하여 네발기기 자세를 취해준다. 필요하면 굴림통을 사용한다.

2. 보조자에게 아동의 팔을 잡아 주게 하고 보호자는 아동의 어깨와 골반에서 체중 지지와 체중 이동이 되게 자극한다.

3. 이 자세에서 한쪽 무릎으로 체중 이동을 위해 골반을 약간 들어 주면 반대쪽 체중 지지가 나타난다.

4. 양측을 교대로 실시한다.

주의사항 : 자극의 정도는 아동의 반응을 관찰하면서 조절한다.

필요사항 : 보조자 1명, 굴림통

5) 무릎 서기 자세에서의 자극 방법

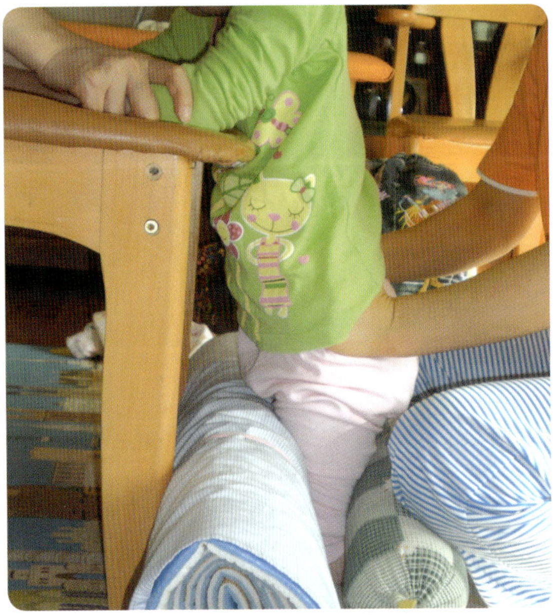

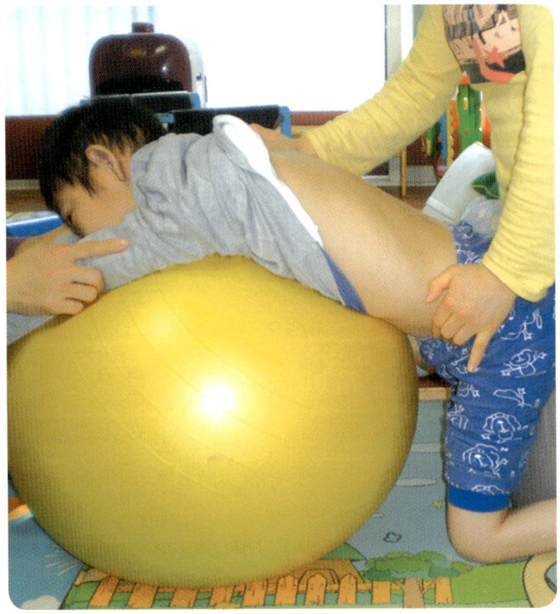

유도방법 : 1. 의자나 공에 지지하며 무릎으로 서 있는 자세를 취해 준다. 이때 보조자는 팔을 잡아 주며 보호자는 어깨와 무릎에서 팔꿈치와 무릎 방향으로 체중을 지지하게 한다.

2. 몸통이 약간 좋은 아동은 보호자가 아동의 뒤에서 양팔을 엇갈리게 잡아주면서 뒤로 무릎을 꿇고 앉게 한다. 이 자세에서, 어깨에서 아랫쪽으로 압력을 준다.

필요사항 : 의자, 공, 보조자 1명

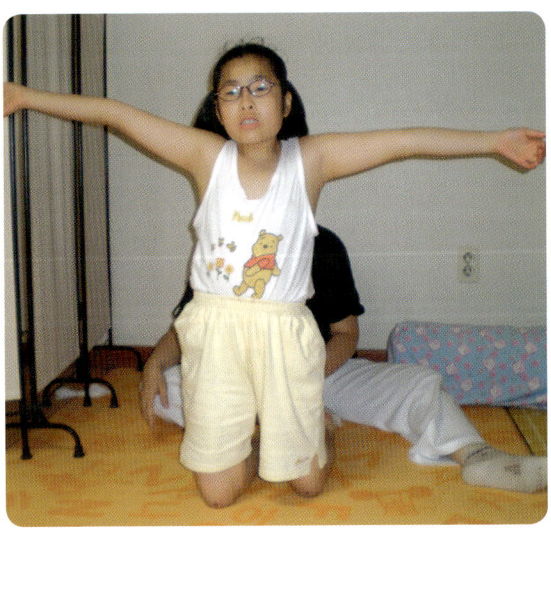

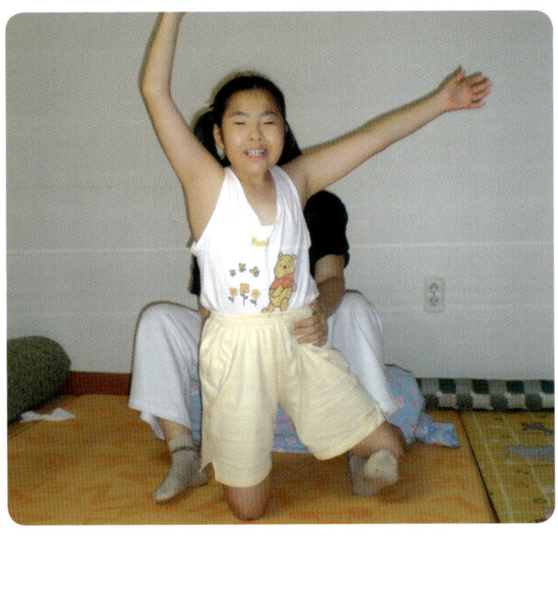

유도방법 : 1. 아동은 무릎을 세우고 서 있게 한다. 보호자는 아동의 뒤에서 자세를 조절해 주며 무릎으로 앉기와 서기를 유도한다.

2. 이 자세에서 보호자는 한쪽 골반을 밀어 균형을 흐트려 주면서 반대쪽 무릎이 지지되며 몸통이 늘어나는 반응을 유도할 수 있다.

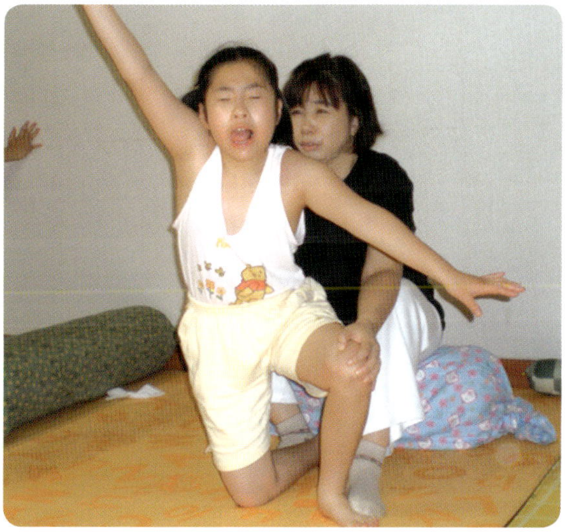

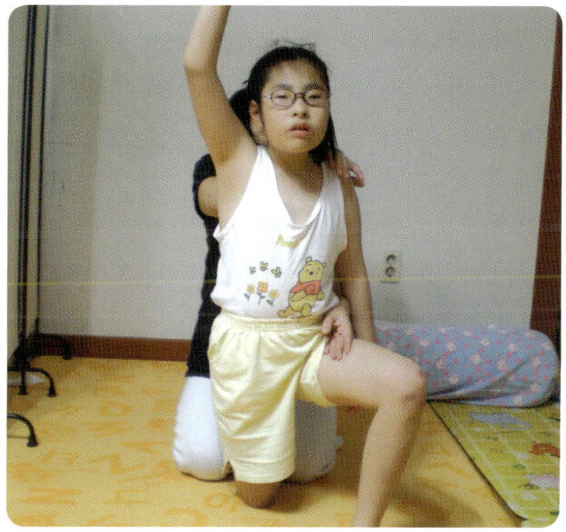

유도방법 : 1. 보호자는 아동의 뒤에 앉아서 아동이 무릎서기에서 반무릎서기 자세를 취하도록 유도한다.

2. 이 자세에서 몸통과 어깨를 바른 자세로 정렬시키며 척추 측만증이 있거나 한쪽 다리가 약할 경우, 몸통이 오목한 부위쪽을 무릎으로 지지하게 하며 같은 쪽 팔을 위로 올리면서 몸통이 볼록한 쪽 다리를 세우도록 유도하면 아동의 측만증을 교정할 수 있다.

3. 반무릎 서기 자세에서 잘 사용하지 않는 쪽의 다리를 디디고 일어나기를 반복시킨다.

6) 손과 발의 체중 지지를 유도하기

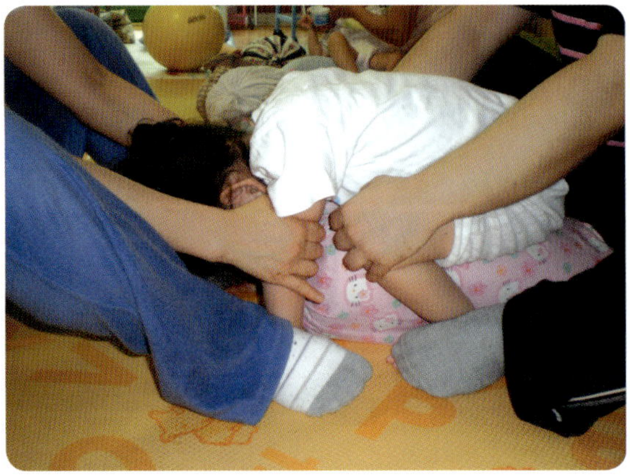

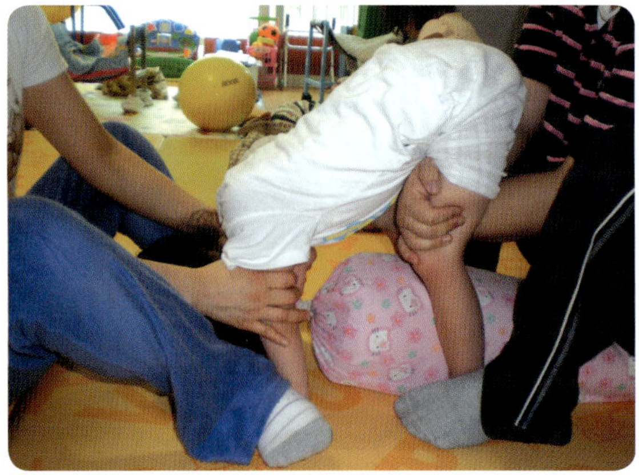

유도방법 : 1. 아동을 굴림통 위에 앉혀서 손과 발바닥을 지지하며 쪼그려 앉은 자세를 취하게 한다.
2. 보호자는 아동의 발을 고정시키며 아동의 어깨를 잡아줄 경우 아동의 손바닥쪽으로 압력을 주며 아동의 무릎에서 잡아줄 때는 발바닥쪽으로 압력을 주어 근긴장력을 증진시킨다. 이때 보조자는 아동의 손을 고정시키면서 양팔을 잡아 준다.
3. 아동이 힘을 주어 손과 발을 지지하고 엉덩이를 올리고 내리게 하여 체중 지지와 근력을 훈련시킨다.
4. 스스로 엉덩이를 올리지 못할 경우 보호자는 엉덩이를 올려주며 손과 발의 지지 감각을 훈련시킨다.

필요사항 : 보조자 1명, 굴림통

7) 서 있는 자세를 유도하기

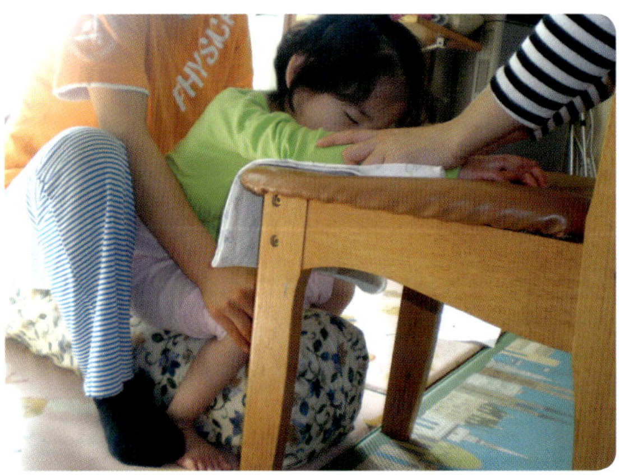

유도방법 : 1. 아동에게 의자를 잡고 굴림통 위에 앉아 있게 한다.
2. 보조자에게 팔을 잡아 주게 하고 보호자는 아동의 뒤에 앉아서 아동의 어깨나 무릎에서 압력을 가해 준다.
3. 아동의 어깨에서는 엉덩이쪽과 팔쪽으로 아동의 무릎에서는 발바닥쪽으로 압력을 준다. 이때 아동의 등과 배에 두드리는 자극을 주며 근육 긴장도를 증가시킨다.

필요사항 : 보조자 1명, 굴림통

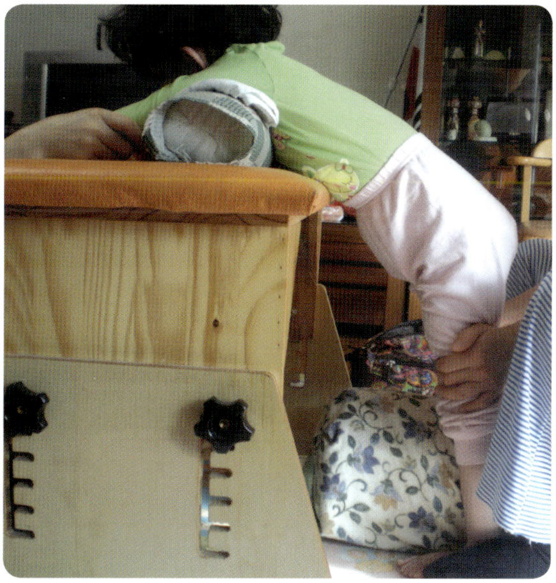

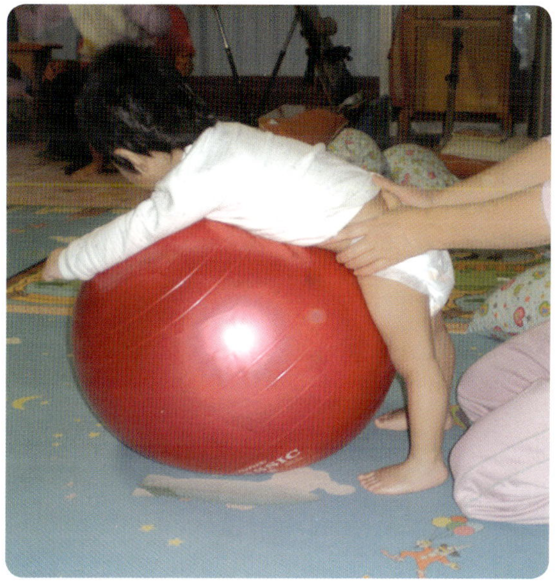

유도방법 : 1. 의자를 잡고 굴림통에서 서 있게 한다. 아동이 의자를 잡고 서기가 어려운 경우, 큰 공이나 기댈 수 있는 물건에 의지하여 서 있는 감각을 증진시킨다.
2. 보조자는 아동의 앞에서 양팔을 잡아주며 보호자는 아동의 뒤에서 양발을 고정시키고, 골반이나 무릎에서 아랫쪽으로 압축을 준다. 이 자세에서 체중 지지와 체중 이동을 경험시킨다.
3. 이 자세에서 아동의 상태에 따라 앉았다 일어서기를 훈련시킨다. 다리의 근력 정도에 따라 아동의 엉덩이를 아래에 쿠션을 대어 준다.

필요사항 : 보조자 1명, 굴림통, 기댈 수 있는 물건

7. 척추 측만증, 후만증, 전만증(scoliosis, kyphosis, lodrdosis)

뇌병변이나 운동발달이 지체되는 아동에서 머리나 상·하지 골반의 위치, 장애정도에 따라 척추의 측만증이나 후만증, 전만증이 나타날 수 있다. 여러 가지 자세를 통해 정상적인 근골격 상태가 유지되도록 훈련시킨다.

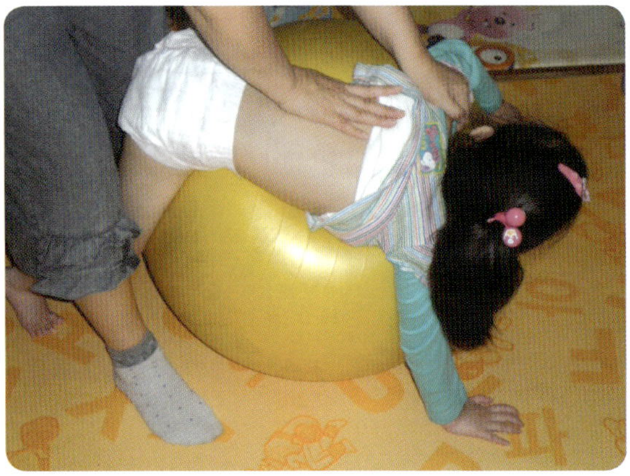

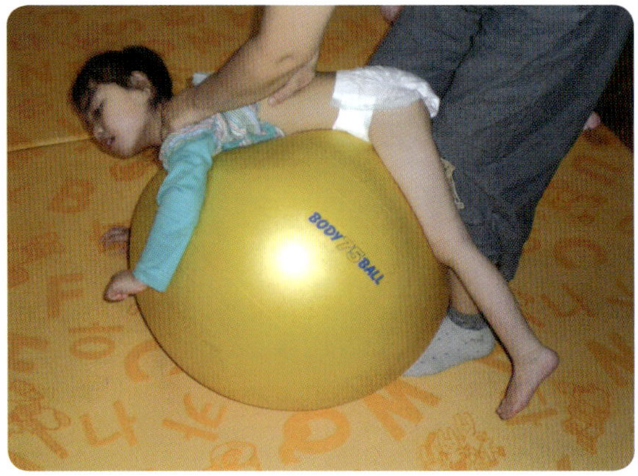

유도방법 : 1. 공이나 굴림통 위에서 아동의 몸통이 오목한쪽(concave)이 볼록하게(convex) 되도록 공을 기울여 주면서 척추 측만증을 교정시킨다.

2. 아동은 기울이는 쪽으로 안 떨어지려고 머리를 반대 방향으로 향하게 되고 오목한 쪽의 몸통이 자연스럽게 늘어나며 이때 손이나 발, 무릎을 바닥에 지지하려고 한다.

3. 반대쪽 다리에서는 다리가 바깥쪽으로 회전되고 발목이 구부러지는 현상을 볼 수 있다.

주의사항 : 공이나 굴림통이 아동에게 맞지 않고 너무 높으면 아동이 높이에 대한 거부 반응으로 인하여 더욱 뻗치는 현상이 나타날 수 있으므로 적당한 높이를 선택하는 것이 중요하다.

필요사항 : 굴림통, 공

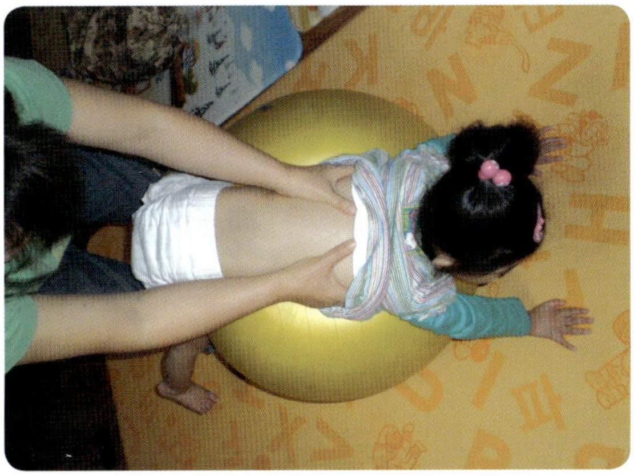

유도방법 : 1. 아동을 공위에 엎드려 놓은 자세에서 앞쪽으로 공이나 굴림통을 밀면 양손을 지지하면서 머리를 들어 척추 후만증(kyphosis)이 교정된다.

2. 이때 골반이 구부러지거나 다리가 뻗쳐지지 않도록 양다리를 벌려 준다.

필요사항 : 공, 굴림통

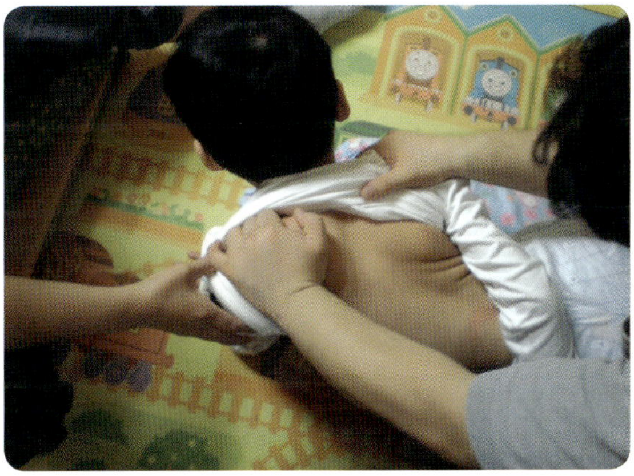

유도방법 : 1. 네발기기 자세에서 척추가 오목한 쪽의 팔을 지지하게 하고 반대쪽 팔은 아동의 등 뒤에서 고정시킨다.

2. 보호자는 아동의 뒤에서 오목한 쪽 척추가 볼록하게 옆으로 휘어지도록 아동의 어깨에서 잡아주며 척추 측만증을 교정시킨다.

3. 이때 보조자는 아동의 팔이 무너지지 않도록 잡아 준다.

주의사항 : 아동의 다리에서 뻗치는 현상이 일어나지 않게 한다.

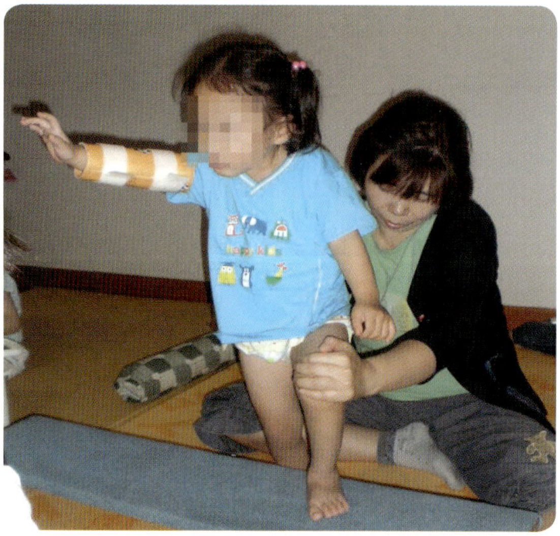
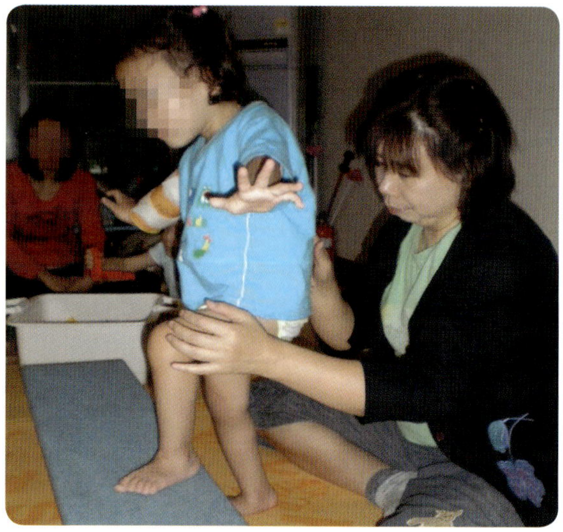

유도방법 : 1. 서 있는 자세에서 몸통이 볼록한 쪽(convex side)의 다리를 올리게 해주면 반대측 몸통이 늘어나며 측만증이 교정된다. 이때 척추가 오목한 쪽의 팔을 위로 올리게 한다.

2. 보호자는 아동이 한발을 올리고서 있는 자세에서 척추 측만증이 교정되도록 골반이나 어깨를 조정해 준다.

주의사항 : 바닥에 지지된 쪽 다리에 체중이 오게 하며 몸통이 늘어나는지 관찰한다.

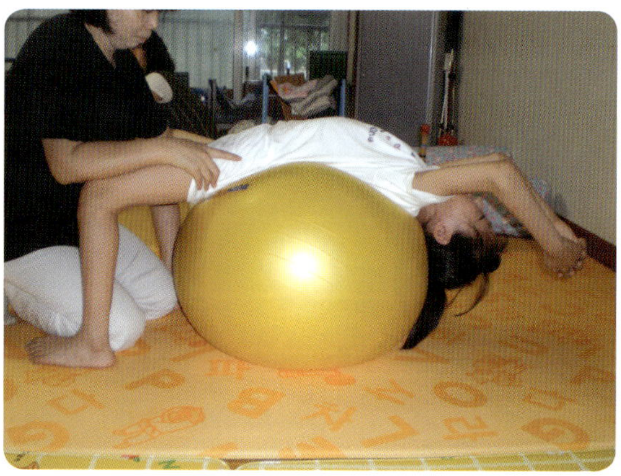
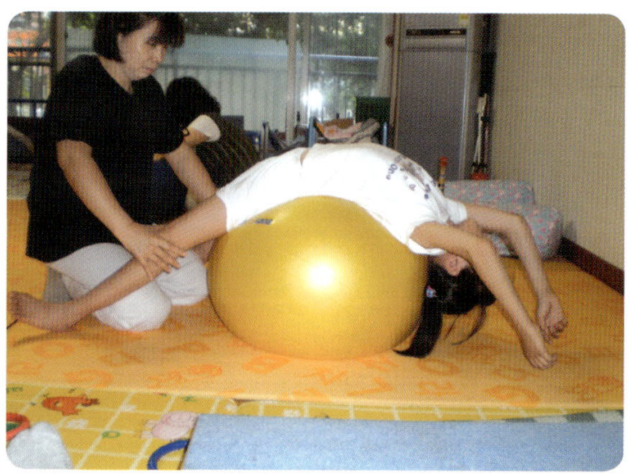

유도방법 : 1. 아동을 공 위에서 양팔을 위로 올리고 누워 있게 한다. 아동이 긴장이 풀어지게 하며 앞·뒤, 양옆으로 공을 굴려 준다.

2. 보호자는 아동의 무릎을 90° 구부려 주며 발바닥이 바닥에 닿게 하거나 아동에 양다리를 외회전하여 잡아 준다. 이 자세에서 척추 후만증(kyphosis)과 측만증(scoliosis)이 교정된다.

주의사항 : 아동에게 알맞은 크기의 공을 사용하며 아동이 머리를 들어올리지 않도록 하고 양다리에서 뻗치는 현상이 나타나는지 관찰한다.

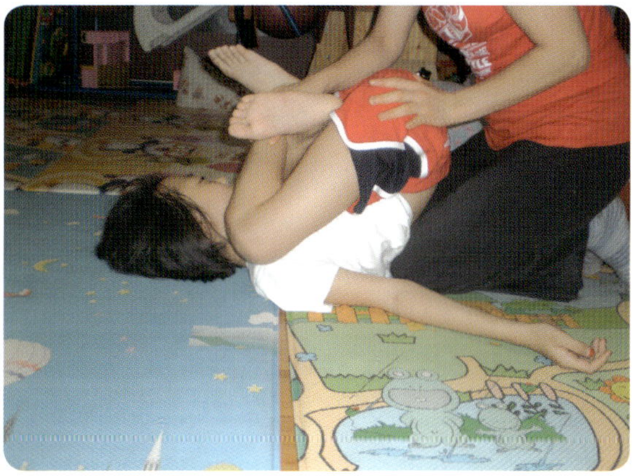

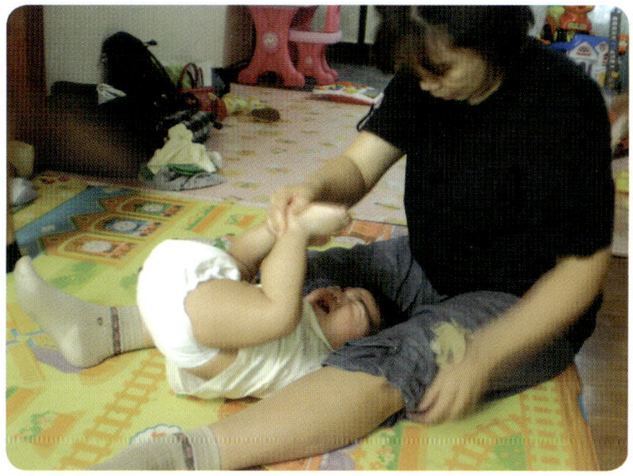

유도방법 : 1. 아동은 누운 자세에서 골반과 다리를 구부려 주며 몸통이 굴곡되게 하여 척추 전만증(lordosis)이 교정되게 한다.

2. 이때 몸통을 옆으로 회전시켜 주면 측만증이 교정된다.

주의사항 : 어깨나 머리가 들려지지 않게 하며 대칭적인 자세를 유지하게 한다.

제3장 비정상 자세가 형성되는 시기 (정상 자세와 비교)

제3장 비정상 자세가 형성되는 시기 (정상 자세와 비교)

개월	정상 자세	비정상 자세
1~2개월	1. 엎드린 자세에서 상하지는 구부린 자세를 취하며 머리는 좌·우로 기울어져 있다(비대칭으로 기울어짐). 이때 머리를 잠깐 들어 올릴 수 있다(약 3초). 2. 누운 자세에서 머리가 양쪽으로 다 돌리며 10초 정도 가운데로 유지할 수 있다. 일어나 앉히면 5초 정도 머리를 가운데 유지하나 오래 지속하지 못한다. 3. 세우는 자세에서 양손으로 겨드랑이를 지지해 주면 다리를 뻗친다.	
3개월	1. 엎드린 자세에서 양측 팔꿈치를 지지하며 머리를 45~90°각도로 1분 정도 들어 올릴 수 있다. 2. 누운 자세에서 옆으로 누울 수 있다. 일어나 앉히면 몸통을 펴며 머리를 몸통과 수평으로 들어 올린다. 3. 세우는 자세를 취해주면 다리를 구부린다.	1. 엎드린 자세에서 머리는 한쪽 방향으로만 하며 상지는 팔의 전박부위로 지지하며 손의 내회전이 되고 굴곡되며 엄지손가락이 구부러져 있다. 몸통과 하지는 비대칭적으로 뻗치는 상태로 있다. 2. 누운 자세에서 팔을 구부리며 다리는 비대칭적으로 안으로 돌아가고 뻗치는 현상이 나타난다. 3. 늘어져 있는 아동은 다리가 벌어지며 밖으로 돌아가 구부러져 있다.
4~5개월	1. 엎드린 자세에서 한쪽 팔꿈치에 체중을 지지하며 머리를 잘 들고 있는다. 손과 발 지지 없이 머리와 양팔을 높이 들 수 있다(수영 자세). 물건을 쳐다보며 불안정하게 뒤집는다. 2. 누운 자세에서 양팔을 잡고 끌어당기면 머리가 45° 정도 따라오며 팔다리도 구부린다. 앉은 자세에서 옆으로 기울여도 머리가 똑바로 된다. 3. 세우는 자세를 취해주면 발가락에 힘을 주어 몸을 지지할 수 있다.	1. 양팔을 잡고 끌어당기면 머리가 축쳐지며 상지는 굴곡되고 다리는 쭉펴서 비정상 자세가 나타난다.

개월	정상 자세	비정상 자세
6개월	1. 엎드린 자세에서 양손을 지지하고 몸통을 들어 올리며 가슴의 상부를 바닥에서 뗄 수 있다. 2. 누운 자세에서 손을 끌어당기면 머리와 다리를 높이 들고 앉으려고 한다. 아기를 좌·우, 뒤로 기울여도 머리를 중심에 잘 유지한다. 3. 뒤집기가 가능하며 앉혀놓으면 양손을 바닥에 지지하고 앉는다. 4. 세우는 자세를 취해 주면 발바닥을 딛고 몸을 지지할 수 있다.	1. 뒤집기를 할 때 양다리가 뻿뻿하여 몸통의 회전 없이 굴러간다. 2. 엎드린 자세에서 몸통을 들어 올린 후 손을 지지하게 하면 팔을 뻗치고 주먹을 쥐며 보호 반응이 나타나지 않는다.
7~8개월	1. 엎드린 자세에서 한손 지지가 가능하고 몸통 회전이 일어난다. 2. 옆으로 지탱하고 비스듬히 앉은 자세를 취한다. 이 자세에서 양손과 양무릎을 지탱하며 네발기기 자세를 만들며 앞·뒤로 흔들 수 있다. 3. 누운 자세에서 발을 가지고 놀며 입으로 가져간다. 손가락을 내밀면 적극적으로 잡고 일어나 앉으려 한다. 잠깐 동안(약 5초) 혼자 앉을 수 있다. 적극적으로 뒤집는 반응이 나온다. 엎드린 자세에서 누운 자세도 가능하다. 4. 세워주면 발을 디디고 깡충깡충 뛰며 흔든다.	
9개월	1. 엎드린 자세에서 배밀이가 가능하며 몸통에서 분리운동이 일어난다. 2. 혼자 1분 정도 앉을 수 있다. 앞·뒤, 옆으로 균형을 잡으며 손을 지탱한다. 3. 물건을 붙잡고 일어선다. 4. 네발기기 자세에서 앞·뒤로 기어간다. 5. 양손을 잡아주면 30초 정도 설 수 있다.	1. 배밀이 할 때 고개를 숙이며 어깨를 움츠리고 팔은 몸통에 붙이며 주먹을 쥔 상태로, 두 다리는 뻗치는 자세로 끌려간다. 2. 붙잡고 세우면 엉덩이와 다리가 구부러지면서 안으로 돌아가며 발끝으로 서게 된다. 늘어져 있는 아동은 다리를 구부리며 지지하는 반응이 없다.

개월	정상 자세	비정상 자세
10~11개월	1. 네발기기로 기어간다. 2. 손을 뒤로 지지하고 앉는다. 혼자 앉기가 가능하다. 3. 물건을 잡고 반무릎 서기가 가능하다. 4. 물건을 잡고 옆으로 걸어간다. 5. 물건을 잡고 30초 정도 설 수 있다. 6. 양팔을 잡아주면 걸을 수 있다.	1. 무릎 꿇고 앉은 자세에서 몸통을 구부리고 다리를 W자로 앉는다. 2. 다리를 펴고 앉으면 몸통이 구부러지며 머리와 팔도 구부러지고 다리는 완전히 펴지지 않고 붙어 있다. 3. 힘이 없는 아동은 허리를 구부리고 다리는 넓게 벌리고 있다. 의자에 앉히면 뒤로 젖힌다. 4. 기어갈 때 무릎이 안쪽으로 돌아가며 양다리가 동시에 나아간다(토끼뜀 뛰는 모양). 5. 아동을 의자에 앉히면 몸통과 다리를 뻗치며 불안정해 한다.
12개월	1. 혼자 서거나 다리를 벌리고 걷는다. 2. 물건이나 벽을 잡고 옆으로 갈 수 있다. 3. 한손을 잡고 걸을 수 있다. 4. 쪼그린 자세로 앉을 수 있다.	1. 선 자세에서 다리가 안으로 돌아가고 발끝으로 선다. 2. 긴장도가 낮은 아동은 다리를 많이 벌리고 뒤꿈치는 바닥에 닿으나 발의 안쪽에 체중을 지지한다. 3. 골반과 몸통을 이리저리로 흔든다. 측만증, 후만증이 나타난다. 4. 무릎이 뒤로 빠지고 허리를 앞으로 구부린다. 5. 체중 지지가 비대칭적이고 걸음걸이가 불안정하다.

용어설명

보바스(Bobath)

보바스 치료는 현재 가장 많이 유도되고 있는 방법으로 비정상적인 반사와 자세를 억제시키고 정상적인 자세를 촉진시키는 신경발달 유도방법으로 정상발달 순서에 따른 운동기능 훈련을 반복하여 스스로 운동을 조절할 수 있도록 하는 것이다.

보이타(Vojta)

뇌성마비 아동의 자발 운동성을 관찰하여 운동 발달 연령과 생리적 정상 발달 연령을 비교하여 Vojta에서 말하는 7가지 자세 반응 평가 및 반사 검사를 통하여 아동을 조기 진단, 치료하는 것을 말한다. 이 치료의 기본원리는 아동 스스로 중추신경계가 보유하고 있는 정상적인 패턴에 접근하지 못하므로 일정한 자세에서 일정한 유발점을 자극하여 반사적 기기와 반사적 뒤집기라는 반사적 진행 동작을 아동에게 적용함으로써 아동의 생후 1년에는 신체상을 형성하고 그 다음에는 일생을 통하여 무의식적으로 자세유지, 정립 및 목적 있는 진행동작을 유도한다.

척추 측만증(Scoliosis), 척추 후만증(Kyphosis), 척추 전만증(lodosis)

척추 측만증이란 척추가 C형이나 S자형으로 휘어져 골반이나 어깨의 높이가 서로 다르거나 몸통이 한 쪽으로 치우쳐 보이는 증상

- 양측의 어깨 높이가 비대칭이다.
- 한 쪽 날갯죽지 뼈가 더 튀어나온다.
- 허리를 구부렸을 때 뒤에서 보다 한 쪽 등이 올라와 있다.

척추 후만증이란 옆에서 보았을 때 척추의 곡선이 정상보다 뒤쪽으로 휘어져 있는 상태

척추 전만증이란 척추뼈가 앞쪽으로 휜 상태로 배가 많이 나와 있는 것처럼 보인다.

사지마비(Quadriplegia)

사지가 모두 침범되어 신체 전반의 과긴장증, 체간의 과긴장증이 유발된다. 일반적으로 하지보다 상지의 경직 정도가 더 심하게 나타난다. 아동의 경직정도에 따라 구강운동 기능장애, 가성 연수장애, 숨쉬기 장애 등이 올 수 있으며 그로 인해 먹는 것에 어려움이 많다. 상당수의 아동에서 인지 장애를 나타내며 강직과 원시반사가 지속된다. 심하게 침범된 아동에서 간질발작(경기) 증상을 보일 수 있다.

양지마비(Diplegia)

초기 저긴장증에서 경직으로 발전하게 된다. 상지보다 하지가 더 심하게 나타나며, 상지의 협조운동에 약간의 문제가 발생할 수 있다.

삼지마비(Triplegia)

두 하지와 한쪽 상지가 마비된 경우를 말한다.

편마비(Hemiplegia)

신체의 한편만 침범된 경우로 상지가 하지보다 더 심하게 침범된다. 초기에는 저긴장증이 나타나며 오른쪽 강직성 편마비가 더 많이 나타난다.

무정위형(Athetoid type)

기저핵의 선조체 손상으로 나타난다. 고빌리루빈혈증이나 핵황달이 원인이기도 하다. 가장 큰 특징은 불수의 움직임이 나타나며 근 긴장도의 변화가 심하다. 목적이 있고, 선택적인 움직임을 하기 어려워 대동작 운동에 장애가 있다. 협응 운동의 손상으로 소동작 운동에도 장애가 있다. 불수의 움직임이 심하여 한 자세로 유지하기가 어렵다. 비대칭성 경반사의 지속으로 머리를 신체 중앙에 유지하지 못한다. 아동의 지능은 정상인 경우가 많다. 과도한 불수의 움직임은 관절의 변형이 생길 수도 있다. 연하운동의 불충분으로 음식물을 삼키거나 마시기 어렵다. 불수의 움직임으로 시선의 초점을 고정하기 어렵다.

이완형(Flaccid type)

근긴장도가 매우 낮다. 초기에는 이완형이지만 성장함에 따라 나중에는 강직형, 무정위형, 운동실조형으로 진전될 수 있다. 대개 사지마비가 많다. 몸 전체가 축 늘어져 있고, 자발적 움직임이 거의 없다. 관절 가동범위의 제한이나 구축은 생기지 않는다. 고개를 조절하기 어렵다. 정신지체를 동반하는 경우가 많다. 잘 울지 않으며, 작은 소리를 낸다. 과도한 외회전으로 개구리 다리 모양을 하는 것을 볼 수 있다. 얕은 호흡, 엎드려 누운 상태에서 호흡곤란이 올 수 있다.

운동실조형(Ataxic type)

주로 소뇌의 병변일 때 나타난다. 소뇌는 균형조절, 협응조절, 움직임의 비교측정을 담당한다. 근긴장도는 정상보다 낮은 상태이며, 자세를 유지하는 능력이 떨어져 중력에 대항해서 균형을 유지하거나, 동시 수축이 어렵다. 초기에는 저긴장증인 경우도 많다. 균형 부족으로 잘 넘어진다. 겨냥이상증으로 목표한 지점에 도달하기 어렵다. 빠른 움직임 시 협응 불능이 심해진다.

강직(rigidity)

대뇌에 넓게 병변이 있을 때 발생한다. 사지의 큰 근육들이나 체간의 근육들의 근긴장도가 과도한 상태이다. 스스로 움직이기 어려우며, 관절의 구축과 변형이 생긴다.

구축(contraction)

근육이나 건이 수축됨으로써 관절이 굳어져 움직이지 않거나 일정한 방향의 운동이 제한받는 경우를 말한다.

아탈구(subluxation)

탈구란 관절의 연골면의 접촉이 완전히 소실되는 것을 말하는데, 관절의 접촉면이 다소나마 남아 있는 상태를 아탈구라 한다. 아탈구 상태에서 관절의 움직임은 자유롭지 못하며, 통증이 유발될 수도 있다.

굴곡(Flexion)과 신전(extension)

굴곡이란 몸의 중심선을 기준으로 굽히는 동작을 굴곡이라 한다.

신전이란 몸의 중심선을 기준으로 펴는 동작을 신전이라 한다.

외회전(external rotation)과 내회전(internal rotation)

외회전이란 몸의 중심선에서 장축을 축으로 몸의 바깥쪽으로 도는 운동을 외회전이라 한다.

내회전이란 몸의 중심선에서 장축을 축으로 몸의 안쪽으로 도는 운동을 내회전이라 한다.

내전(adduction)과 외전(abduction)

내전이란 사지를 몸의 중심부 내지는 정중선 쪽을 향해 이동시키는 운동을 말한다.

외전이란 사지를 몸의 중심부 내지는 정중선에서 바깥쪽으로 움직이는 운동을 말한다.

생활연령(chrological age)

아동이 태어나서 현재까지의 개월수, 나이

운동연령(Motor age)

정상아동의 운동 발달 단계에 따른 아동의 현재 기능적으로 할 수 있는 운동 발달 나이

참고문헌

paul H. pearson, carol ethun williams (1976), physical therapy services in the developmental disabilities; illinois U.S.A; CHARIES C. THOMAS. PUBLISHER.

Scherzer. A and I Tscharnuter (1986), Early Diagnosis and therapy in Cerebral palsy; new york; Marcel dekker. Inc.

Jaeger. L. (1987), Home program Instruction sheets for infants and young children; therapy skill builders.

Levitt Sophine, Treatment of cerebral palsy and motor delay; Black Well Pub.

Karel Bobath (1980), A Hearophysiological Basis for the treatment of cerebral palsy; london; william heinemann medical book.

박지환(1985), 중추신경계 발달 평가를 위한 반사검사법; 고려의학.

안형팔, 박경희 공역(1986), 영아기의 뇌성운동 장애; 일조각.

오정희, 강세윤 역(1990), 뇌성마비아 가정치료; 한국뇌성마비복지회.

권혁철, 김연실 편역(1997), 운동발달 촉진을 위한 자세지도; 정담.

뇌병변과 발달장애 아동을 위한 운동치료

2008년 4월 21일 1판 발행
2011년 9월 26일 1판 2쇄 발행
2017년 10월 25일 1판 3쇄 발행

저 자 | 노 종 실
발행인 | 최 병 진
발행처 | 도서출판 고려의학
주 소 | 서울시 성북구 성북로9길 1 보문빌딩 3층
전 화 | 02-765-0333
팩 스 | 02-743-2288
등록번호 | 제1-519호 1978. 6. 29

정가 18,000원
ISBN 978-89-7043-638-8